醫者·天道

方益昉　著

人类遗址中的基因发掘
——医食同源与医学起源

上海大学出版社

图书在版编目(CIP)数据

人类遗址中的基因发掘：医食同源与医学起源／方益昉著．—上海：上海大学出版社，2018.4

ISBN 978-7-5671-3097-5

Ⅰ.①人… Ⅱ.①方… Ⅲ.①饮食－卫生习惯－研究－上海－古代 Ⅳ.①R155.1-092

中国版本图书馆CIP数据核字（2018）第068482号

责任编辑 陈 强
装帧设计 柯国富
技术编辑 章 斐

人类遗址中的基因发掘

——医食同源与医学起源

方益昉 著

上海大学出版社出版发行
（上海市上大路99号 邮政编码200444）
（http://www.press.shu.edu.cn 发行热线021-66135112）
出版人 戴骏豪

*

南京展望文化发展有限公司排版
上海华教印务有限公司印刷 各地新华书店经销
开本890mm×1240mm 1/32 印张8 字数172千
2018年4月第1版 2018年4月第1次印刷
ISBN 978-7-5671-3097-5/R·005 定价 39.00元

序

这是一部别开生面、意蕴深厚，令人兴致盎然、拍案叫绝的书。

我甚至难以准确定位，这是一部什么书呢？是医史，是科普，是文学，也许都是，可谓医、史、哲、文融于一炉！初读甫毕，感觉可能只是尝一脔而未必知其鼎味，需要慢慢细读琢磨。

作者选择医食同源这一话题，虽为民众及医者所乐道，但多限于舌尖滋味、营养偏颇。所谓“饮食文化”，可能不独于此，而索本求源，旁征博引，则更有雅兴，令人回味。作者连我们餐桌上常见的土豆、玉米、番薯都考证一番，“原来如此，我们总算吃的明白！”

本书当然有医学科普性质，其认真细腻、据理陈情的态度难能可贵。浮躁浮夸、哗众取宠已是当下社会诸多领域，包括科普宣传都被指染的通病。医疗实践讲循证，公众教育亦应如此。作者是医学人文学者，其医学、人文之整合驾轻就熟，天衣无缝。这使我想起自己在青年时代就喜欢的法国科普作家儒尔纳，我国的科普大师高士其、散文大家秦牧，还有那些科学大家优美深刻的科学散文，如数学家华罗庚的统筹法、优选法，茅以升的桥话，更有著名诗人徐迟的《哥德巴赫猜想》……此外，美国白宫最年轻的健康政策顾问、外科医生阿图·葛文德，他的每一个病例、每一个故事，都像是惊悚的小说，我们甚至不能确定它是文学抑或医学。

于是，我们得提到益昉先生书著的写法，是散文随笔，像古典的章回小说，包括题头。有悬念，惹遐想；点破题，得释然，既能引人入胜，又使人掩卷深思。

作者是在《文汇报·笔会》副刊陆续发文，集辑成书的，这是一个“三轻松”的形式：作者可以每周写两篇短文，顺畅自由，解脱文债之压；编辑不必担心“断顿”，减轻组稿约稿之苦；读者看起来轻松，免去连篇累牍阅读之烦。各篇内容虽有联系，又各自命题，亦无“且等下回分解”之念。我的几本书都是在报刊专栏发表后集结成册的，否则，一个医生哪有整块时间正襟危坐写书呢?

说到医学、医生，诚然是知识和技能的职业，但“每个人都有文学的一面”（雨果语），医学和文学源缘深远、密不可分。一个医生应该善于讲故事、讲好故事、好好讲故事。

医生要把自己定位于一个读者：不仅是医学的读者，还是文学的读者、哲学的读者、人性的读者、生活的读者……医生还要把自己定位于一个写作者：书写是一种必备能力，是一种自身对话，是一种自我感验的仪式……

益昉先生在这里还展现了海派文化，却又穿越时空、人文交汇，就像虹桥交通枢纽，四通八达，方便快捷。

我想对于这样一本好书，医生要读，公众要读。除了医学、医术，还有文学和远方！

这就是我读了益昉先生大作之后的一点感想，赘言如上，权作为序。

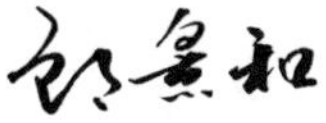

二〇一八年春

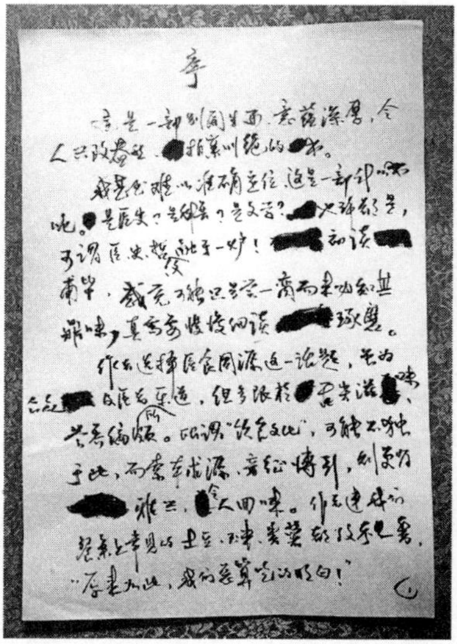

序言手稿首页

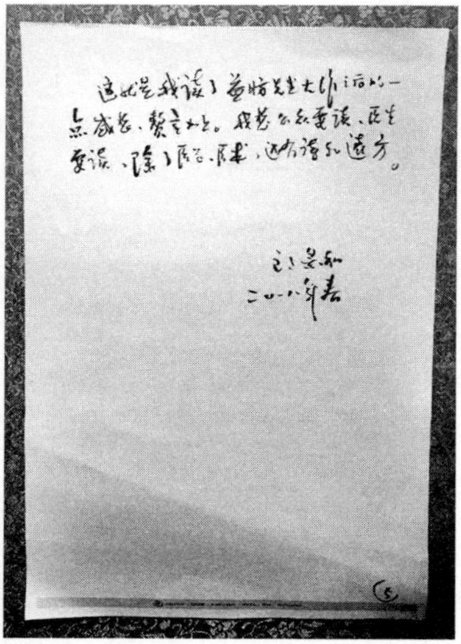

序言手稿末页

前言：西出虹桥皆因缘

征得《文汇报》“笔会”副刊同意，本书收录我笔会专栏“西出虹桥”中，涉及文化遗址的文章。其机缘是，上海大学出版社专注整理本地文化，有关沪郊古文化遗址中的医食同源和医学起源研究，被纳入重点出版书目。作者与责任编辑商定，即使旧稿整理，也该推陈出新。所以，编排不按发表顺序，大致按内容分成几个专题，以期达到有趣味、有依据、有重点的阅读效果，并以提交笔会的原稿为底本，原汁原味地体现写作的原初构思。

过去几十年的严格学术训练，养成我的写作习惯是一分证据说一句话，不敢拍脑袋信口胡言，也不善于肆意煽情。笔会版面珍贵，为此我每次都知趣地制作极短篇章，字数控制在 1 800 字以内，但核心内容均有学术研究的证据支撑。现将诠释这批大众阅读文本的文献出处，或全文引用，或择其要点，附在文后以便延伸阅读，称本书为升级版“西出虹桥”，亦可。

开篇《错过青龙有白鹤》和《西出虹桥十里许》，聚焦唐宋年代的沪郊繁华。这是一段上海版本的中古时期东西方商贸和

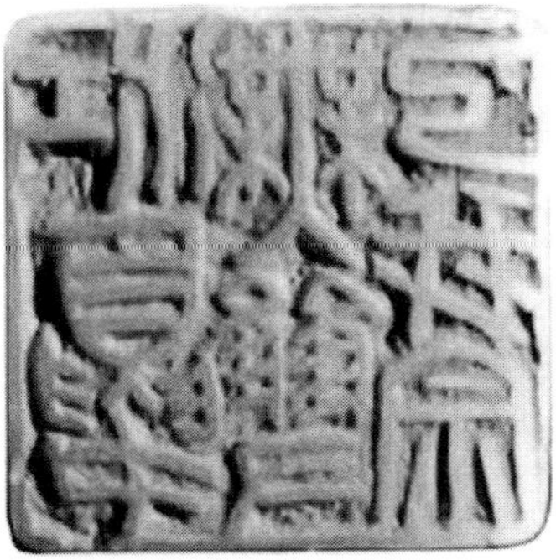

“江夏无双乃我宗” 钱瘦铁治印
(4.5 cm×4.5 cm)

文化交流的典型样本，用时髦的一带一路话语，即海上丝路前身。《祭坛秋深福泉山》所述地理位置，就在青龙镇附近，但其辉煌文化要提前三千年。自然敬畏在此遗留痕迹，领会远古先民对自身的认识途径，须从天、地、人合一开始。

《砭石“刺”病功夫外》和《刀斧为王出福泉》，讨论先民对工具的认识。生产技术的延伸，原本与医疗技术的发展，都来自日常生活经验的积累。东西方原始的医食同源认知，具有思维共性。所谓百药之王的酒精，更是人类食品发酵技术发明、发展的成果，《古方新酿枫泾黄》，介绍的就是沪郊保留至今的传统工艺。

从宏观上看，人类文明发展的历程，浩浩荡荡一往无前。殊不知过程曲折，回转反复，这些考古学证据，在沪郊马桥地区的陶器遗存中，反复出现。先民的食物简单粗鄙，和先民爱吃出新花样，同样是不可忽视的文明交流、健康促进和人生哲学的研究视角，在《东土白菜西土蓝》和《人退马桥亦前卫》中，有所反映。

《稻乡刘夏农事忙》和《“佘”顶冠草遗余韵》，涉及人体对自然作物和人工作物的消化、适应，乃至对人体长期伤害的人类学和现代毒理学认识。无论古代还是当下，技术及其制品都可以作为文明冲突的武器。这两篇短文包含较强的现实关怀内容。

《不识远古挖井人》和《黄泥二把火一团》，重点探讨华夏先民改进食具、食材，其实是致力于人体生理功能对新颖食材的调适。华夏先民对自身的认识途径，自古以来不该只有阴阳五行一个纬度，基于物质基础的科学曙光，也曾灵光乍现，《吾亦良渚后裔人》及其延伸阅读，重点阐述相关内容，并为本书续集担当承上启下的角色。

《文汇报·笔会》作为高端美文的集散中心，云集了国内一流的散文家，他们或讲究细腻人物，或激扬豪迈情怀。从笔会公众号的读者群判断，平台周边围观着视角犀利的语文老师，与近年来笔会作品大概率进入全国各地的中考、高考语文试题有关。甚至还有将笔会作品，用作职称晋升依据的案例。像我这样非中文系科班的出没于此，正好用作“反面文章”活靶子批判。

大学毕业几十年后，我敢于重新回归美文版面写作，真乃无心插柳的奇遇。恰逢一次庆生机会，主编读到我记录师生交往的游戏文字，冲着先生师长的好名声，短文在笔会面世。但我心有不甘，重做了一篇科学文化短文，主编友好地点评，文字句读虽然勉强过关，但竟能将新旧科学技术的细节，剪接成文娓娓道来，正好是弥补笔会文人所缺的旁门异类。

于是，我铆足精力坚持撰写，几年下来竟成“西出虹桥”系列。在刚刚过去的笔会70周岁庆生期间，“骚客”级别的大文人们纷纷发来贺电，不乏“清新的人文景象，丰满的时代情怀”“多学识、有趣味”等寄语，鼓励笔会既要保持历史与传统，又该争取改良与创新。群儒寒暄中我终于领会，赶早不如赶巧。在下的文字，美色不足科技凑，有幸赶上笔会转型。

也就是说，本届笔会思路开拓，文风创新。他们宽容地接纳研究型学者的非虚构、史料性、数据化的文字类型，一定程度挤压了传统文人和艺术家热衷的美文形式。所以，我尽可能在专栏中，运用简明、通俗的文字，讲述医食同源、技术起源等人类学、考古学、营养学和医学史等虽属学术型，但文本轻松的专业话题。

长期以来，“西出虹桥”一直是我胸中涌动的文化意象。它不是简单的地区界沟，那样反而会在选题叙事上画地为牢，自我设限。上海地标上的西郊虹桥，既可以挪作现代文明与远古创新之间的逻辑桥梁，也可以建构华夏文化与域外文明交流的时空节点。

20 世纪 80 年代，自行车骑过徐家汇，虹桥路以西立即呈现农家风光。在数年前出版的《杂藏静思——古玩收藏中的科学与人文》一书中，我辟出专章介绍过这段上海人的本土记忆。当年，每次从虹桥机场腾飞，无论出差神州大地，还是旅居海外他乡，上海虹桥一直成为我精神家园中的入境口岸。烙印在大脑皮层的虹桥意象，远比沪郊几千平方公里，要广袤、实在得多。

1854 年 9 月 15 日，海上学人王韬日记载：“午时偕星垣渡虹桥，往钱氏小斋，梅苑新构初成，特备佳肴，与二三友朋小饮……酒酣拇战，极尽欢乐。归已夕阳西匿矣。”翻阅地图旧书，西风东渐借通道，如今上海老城厢北缘，原本是有虹桥的，它可算本埠向外扩张的第一个地标。

当年虽说有虹桥，如今残存路名矣。幸运的是，如今复兴路与河南路的交界处，还保留着虹桥弄的地名。在这条热热闹闹的民居弄堂里，后人不妨伫立片刻，感受时光的穿越魅力。从这层意义上说，未来我也许会继续将旧城厢外的上海故事，纳入“西出虹桥”的续集范畴，这样的设计，在学理上应该也是通顺的。

我自幼好文。自 17 岁那年，家族老人们断了我读文学、搞艺术的花样念想，荷尔蒙发酵导致的青春期文艺狂躁症，只能在医学院校园里萌发、调养、缓解。医书没有好好背诵，实验也是敷衍了事，在仅靠书信、自行车，也能混迹于城市两端复旦、交大文学社团的年代里，意气风发当年勇。将此故事讲述给成长于手机和微信时代的晚辈，他们都无法想象。

恰逢学生时代流行朦胧诗，自己的习作居然被著名诗人臧克家看中，纳入“中国诗人——大学生诗野”潜力盘，大师以为孺子似可调教。但随着年岁越大，浪漫越衰，我以医学知识判断，青春期生理狂躁不治自愈矣。以后的岁月里，逻辑潜能日趋成熟，更关注材料与数据对主题的自洽性。这次为作前言重读年轻时的意象，似乎命运也暗示我应该如此一路走来。

醒来吧，我的山岗 / 不要让你棕红的脸膛 / 仅仅成为我梦中 / 飘忽不定的意象

刚刚开始的对话 / 已经历得太久太长 / 看吧，山岗上已落满了紫藤花 / 虽然有过年轻的早晨 / 你我同枕浓雾和白霜

如果路上的每一块花岗石 / 都有顽强的记忆 / 我将是一个富有的护山人 / 让小溪永远盘旋在你的身旁 / 叙述前一千年的童话 / 和后一千年的幻想

不要重新打开过去的话匣 / 让我们默默地、默默地 / 把心中那些久蓄的话 / 托付给诚实的路吧 / 让它歪歪斜斜的笔画 / 书写太阳升起的诗行。

少时曾有诗，诗逝乃治史！这是我的宿命。

2017 年 11 月，写于湾畔。

医食同源，人类永远的话题：

在远古是医药起源的萌芽，在当下是疾病来源的线索。

10000 余年后的今天，农业革命的后遗症开始显现，缺乏医学常识，难以发现线索。

目录

一、错过青龙有白鹤

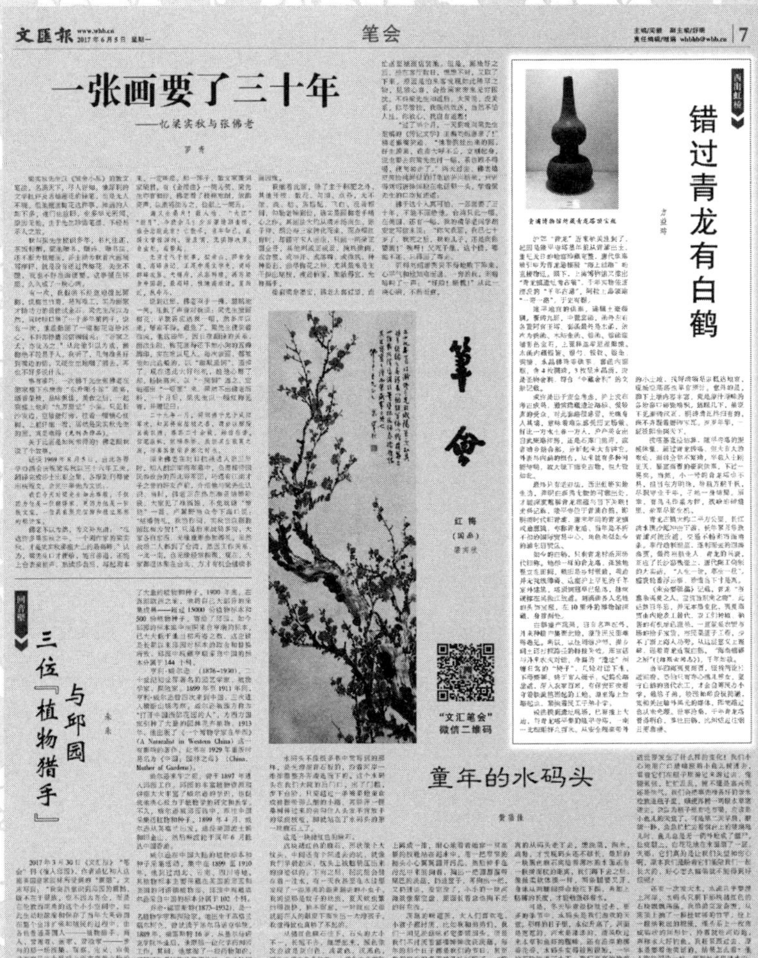

文匯報 www.whb.cn 2017年6月5日 星期一
笔会
7
一张画要了三十年
——忆梁实秋与张佛老
错过青龙有白鹤
三位『植物猎手』与邱园
笔会
红梅
（国画）
"文汇笔会"
微信二维码
童年的水码头

沪郊青龙近来红，起因是隆平寺塔基，年前从青浦出土。重见天日的地宫珍藏完整，唐代供奉被引申为青龙港接驳“海上丝路”的直接物证。眼下，上海博物馆又推出“青龙镇遗址考古展”，千年实物佐证湮没的“千年古港”，阿拉上海领跑“一带一路”，于史有据。

隆平地宫的供奉，确属土豪级别。覆砖九层，中置套函，函外左右各置阿育王塔。套函最外是木函，依次为铁函、木贴金函、银函。银函底铺彩色宝石，上置释迦牟尼涅槃像。木函内藏银箸、银勺、银钗、银龟、铜镜、水晶佛珠等供奉。套函内铜瓶，含四枚圆珠，三枚呈水晶质，应是圣物舍利，符合“中藏舍利”的文献记载。

或许是出于安全考虑，沪上发布考古成果，通常隐藏遗址路标。爱较真的受众，对此套路很感冒，无缘身入其境，意味着难以感受历史场景。好比一方水土养一方人，沪产美女出自武康路洋房，还是石库门里弄，或者城乡交界部，分析起来大有讲究。外表与内涵的组合，从来就有多种可能结局，放大镜

史料记载，隆平寺位于青浦白鹤，即明清时代旧青浦，唐宋年间的青龙镇或通惠镇，亦称青龙港。当年是不折不扣的国际贸易中心，角色类似如今的浦东自贸区。

下细究古物，价值判断也大致如此。

最终只有老办法，西出虹桥实地走访，弄明白新秀尤物的可靠出处，才能深度理解青龙底蕴与当下关联。史料记载，隆平寺位于青浦白鹤，即明清时代旧青浦，唐宋年间的青龙镇或通惠镇，亦称青龙港。当年是不折不扣的国际贸易中心，角色类似如今的浦东自贸区。

如今的白鹤，只剩青龙村沿用历代旧称。地标一样的青龙塔，孤独地竖立在田间，照旧是乡村景致，周边并无视线障碍。这座沪上罕见的千年室外建筑，塔顶铜冠早已坠落，继续硬撑在吴淞江故道。刻满供养人名姓的头饰宝瓶，在十里外的博物馆深藏，身首两处。

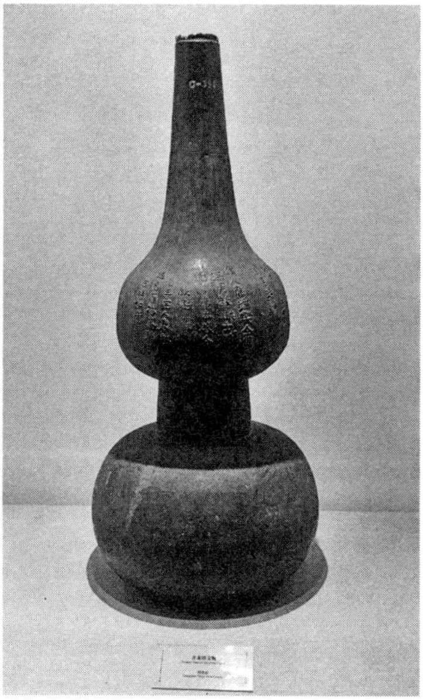

刻满供养人名姓的头饰宝瓶

白鹤盛产蔬果，自有名声在外，外来种植户集聚此地，原住民反倒难得遇见。所以，以往周游沪郊，操乡间土话打探路径的特技失效。用官话与外来农夫对话，冷僻的“遗址”纠缠日常的“椅子”，几轮对话下来，不得要领。终于有人提示，纪鹤公路岔道，深入农家百米，有保安日夜看守着铁篱笆围起的工地。原来海上丝路起点，紧挨着民工子弟小学。

设法摸到遗址现场，已算撞上大运，与青龙塔平辈的隆平寺塔，一南一北相距好几百米。从安全隔离带外的小土坡，视野清晰足以抵达地宫，现场空荡荡也早有预计。意外的是，脚下土墩内容丰富，竟是原汁原味的各地窑口碎瓷堆积。猛踩几下，虽说不见秦砖汉瓦，明砖清瓦终归有的，保不齐混着唐砖宋瓦。岁岁年华，一屁股即坐拥天下。

按塔基直径估算，隆平寺塔的规模体量，超过青龙砖塔。但大有大的难处，面目全非不复睹，半截入土刚见天，暴富商贾的豪爽供奉，不过一晃矣。当然，小一号的青龙塔也不易，担当东方明珠，导航万舸千帆，尽职守业千年，孑然一身结局。所幸，有鸟儿作巢为伴，残缺的砖缝里，杂草尽显生机。

青龙古镇大约两平方公里，长江洪水携沙泥冲击下游，长年累月导致青浦河流改道，交通不畅则市面萧条。奉行趋利而至、啄利而去的四海商贾，最终拍拍屁股，起航走人。青龙的兴衰，正应了长沙窑残壶上唐代陶工烧制的大实话，“人生一世，草生一秋”。盛世轮番浮云事，珍惜当下才是真，民窑艺人洞察窑膛烟火，并未耽误提炼人间智慧。

《宋会要辑稿》记载，青龙“市廛杂夷夏之人，宝货当东南之物”。此话数百年后，并无本质变化，夷夏商贾由内地农工替代，农工们种植、销售的有机绿色蔬果，一直就是农贸市场的抢手宝货，市民菜篮子工程，少不了新上海人的功劳。从这层意义上理解，远看青龙近观白鹤，“海商辐辏之所”（《绍熙云间志》），千年如故。

当年四海夷夏商贾，银货两讫打道回府。恐怕只有存心携儿带女、坚守白鹤的当代农工，才会自筹民办小学，栽培子弟。校园和师资极简陋，竟相关注墙外风光的媒体，即使路过也从未光顾。世事沧桑，千年青龙塔看得明白，养壮白鹤，比纠结过往烟云更靠谱。

原载2017年6月5日《文汇报·笔会》

按 语

通常认为，华夏文明中，唐代是最具承上启下、融合东西方文明的辉煌年代。虽说有关这一段历史的大局走向，学者把握了不少，但细节上依然值得整理发掘，大书特书以侍后人。

举例而言，仅从上海本地历史的视角出发，就包含了许多几近遗忘的史上精彩绝响。最近，刚刚面世的青龙港遗址史料，无疑就可以作为本书以史料为引导、以旁证为脉络、立足当下、思考未来的学术探索港湾。

最近的一场大型演讲现场体验，更让我坚信了上海的辉煌历史，尚需年轻一代参与感受。2017年中秋长假刚结束，恰逢上海中医药大学主办全国研究生科研论坛，徐校长建光教授让我当一回主讲嘉宾，兄弟我当然要把老同学的盛情邀约，当成重大事件，认真准备调整我的招牌原创议题："中国医学生的荣光，你值得拥有——西医东渐克隆现代化人才基因"。

将医学史素材，纳入中国人才现代化起源，从社会科学层面切入演讲，有别于通常的医学院教学大纲，只有关注社会发展和科学文化的同行，才会意识到医学原来具备充分的社会学空间。想不到，我的演讲内容，在医学科研主题集中的论坛上，居然引起特别关注。据观察，60分钟规定时间内，中途离场和临场哈欠的状况，几乎没有出现。

令演讲人兴奋的是，高潮在提问阶段不断涌现。学生们聆听演讲的同时，积极主动思考，并且敢于在500人规模的演讲大厅内，毫不怯场地开放自我，展示自我，与我们学生时代的相对封闭，个人特征完全不同。其中一位医学英语专业的研究生直接提问：你今日演讲的内容，如何为正在实施的国策，即“一带一路”战略提供历史与现实支援？

好家伙！“一带一路”是我最近认识的单词，中国官方专门为此确定翻译规范，即“the Belt and Road initiative”，不使用“strategy”“project”“program”“agenda”“mission”等战略性、规模化措辞，以免引起政治误会，减少国际麻烦。

上海青龙港遗址的应景发掘，为本地当局迎合时政热点，提供媒体关注机会，创造了物质基础。西出虹桥，半小时车程就到青浦，走入展馆，满目精华足以关联时空。倒退一千年，青龙港就是东西方商贾云集交通繁忙的所在之一，称其为海上丝绸之路的焦点，并不为过。

近年来，早在“一带一路”倡议形成之前，我已经撰写过不少与青龙塔、青龙港有关的文字，我的主导思想，是以此历史依据为载体，直接、间接地诠释这条东西方文明的交流路径上，特别是医药起源与医食同源视野下的技术细节。

从“商贾土豪”在隆平寺的供奉，推测唐宋年间称得上极度繁华的集市，基本面貌应该相差不多。无论记叙南方集市的

《武林旧事》，还是记录北方商肆的《东京梦华录》，当年的现场报道中，东西方文明交流，仅在酒馆饭铺这个最基本的单位，就得以充分展示。

延伸阅读

市容繁华看番食*

以《东京梦华录》所记为例，不妨用作纯粹意义上的科学史研究文本，仅以其中菜单，按当下餐饮行业规模分类，分析其技术性：

1. 糕饼店。“凡饼店有油饼店，有胡饼店。若油饼店，即卖蒸饼、糖饼，装合、引盘之类。胡饼店即卖门油、菊花、宽焦、侧厚、油锅、髓饼、新样满麻。”（《东京梦华录·饼店》）品种

---

* 摘自方益昉：《中国古代饮食技术与食材要素》，原载《中国科学技术通史Ⅳ·技进于道》，总主编江晓原，上海交通大学出版社 2015 年版。标题为选入本书时所加。

“调和”的饮食烹饪原则，其内涵可能也涉及对食物资源的最大利用层面。

单一的快餐形式当年就有，满足过客匆忙的需求。此地所见蒸法与煎法的主要区别，恰好区分了本土糕饼与外来糕饼。事实上，过去几百年，作为西方经典主食的发酵面包，在华命运截然不同，无论记载还是出土实物至今空白，除了与之配套的牛奶一样，遭遇华夏人种基因中消化酶短缺只是原因之一，缺乏食物本土化改良空间，可能是主因。否则就难以解释，为何同样作为发酵面食的含馅包子就流行中原，与传统蒸煮相结合的实心发酵馒头也可以占据一定空间。它们多少都是调和的二代产品。

2. 大排档。“大街两边民户铺席……往往只于市店旋置饮食，不置家蔬。北食则矾楼前李四家、段家爊物、石逢巴子；南食则寺桥金家、九曲子周家，最为屈指……有燋酸豏、猪胰、胡饼、和菜饼、獾儿、野狐肉、果木翘羹、灌肠、香糖果子之类。罧子姜豉、抹脏、红丝、水晶脍、煎肝脏、蛤蜊、螃蟹、胡桃、泽州饧、奇豆、鹅梨、石榴、查子、榅桲、糍糕、团子、盐豉汤之类。”（《东京梦华录·马行街铺席》）小食店经营的大排档形式，至今是普通消费者的最爱，美味与形式的统一，使得样样原料均可入锅，比如动物内脏、蛤蜊螃蟹等下脚原料，在这里均可在不同厨艺的升华下，烹作美味。“调和”的饮食烹饪原则，其内涵可能也涉及对食物资源的最大利用层面。也就是说，底层社会，或者边缘地区喜食的食物原料，也会逐步被社会上层所接纳，类似菜单逐步出现在贵人进出的大酒店里。比如南越国王墓中，出土过成罐的稻田花雀，它们与陪葬食物归在一起，想必国王大人以此为美味。南粤之隅，好食奇物的传说渊源已久。

3. 茶餐厅。“大凡食店，大者谓之‘分茶’，则有头羹、石髓羹、白肉、胡饼、软羊、大小骨、角炙犒腰子、石肚羹、入炉羊、罨生软羊面、桐皮面、姜泼刀、回刀、冷淘、棋子、寄炉面饭之类。更有川饭店，则有插肉面、大燠面、大小抹肉、淘煎燠肉、杂煎事件、生熟烧饭。更有南食店，鱼兜子、桐皮熟脍面、煎鱼饭。又有瓠羹店……或热或冷，或温或整，或绝冷、精浇、膘浇之类，人人索唤不同……更有插肉、拨刀、炒羊、细物料棋子、馄饨店。及有素分茶，如寺院斋食也。又有菜面、蝴蝶虀胳肚，及卖随饭、荷包白饭、旋切细料馉饳儿、瓜虀、萝卜之类。”（《东京梦华录・食店》）社会富庶民众消费场所，比糕饼店和小食店铺上一个档次的茶餐厅里，胡饼只是不起眼的一种糕点，面条、馄饨等同时出现，更主要包括了快餐汤羹、冷盘、热煎和米饭，按习惯不同，还区分素斋店与大荤店，分别享用。

4. 大酒店。“水饭、爊肉、干脯。王楼前獾儿、野狐肉、脯鸡。梅家、鹿家鹅、鸭、鸡、兔、肚肺、鳝鱼、包子、鸡皮、腰肾、鸡碎，每个不过十五文。曹家从食。至朱雀门，旋煎羊白肠、鲊脯、燉冻鱼头、姜豉剿子、抹脏、红丝、批切羊头、辣脚子、姜辣萝卜。夏月麻腐、鸡皮麻饮、细粉、素签沙糖、冰雪冷元子、水晶皂儿、生淹水木瓜、药木瓜、鸡头穰沙糖、绿豆甘草冰雪凉水、荔枝膏、广芥瓜儿、醎菜、杏片、梅子姜、莴苣笋、芥辣瓜儿、细料馉饳儿、香糖果子、间道糖荔枝、越梅、锯刀紫苏膏、金丝党梅、香枨元，皆用梅红匣儿盛贮。冬月盘兔、旋炙猪皮肉、野鸭肉、滴酥水晶鲙、煎夹子、猪脏之类，直至龙津桥须脑子肉……羊头、肚肺、赤白腰子、奶房、肚胘、鹑兔、鸠鸽、野味、螃蟹、蛤蜊之类讫，方有诸手作人上市买卖零碎作料。饭后饮食上市，如酥蜜食、枣䭔、澄砂团子、香糖果子、蜜煎雕花……所谓茶饭者，乃百味羹、头羹、新法鹌子羹、三脆羹、二色腰子、虾蕈、鸡蕈、浑炮等羹、旋索粉、玉棋子、群仙羹、假河鲀、白渫虀、货鳜鱼、假元鱼、决明兜子、决明汤虀、肉醋托胎衬肠、沙鱼两熟、紫苏鱼、假蛤蜊、白肉、夹面子茸割肉、胡饼、汤骨头、乳炊羊、肫羊、闹厅羊、角炙腰子、鹅鸭排蒸、荔枝腰子、还元腰子、烧臆子、入炉细项莲花鸭签、酒炙肚胘、虚汁垂丝羊头、入炉羊、羊头签、鹅鸭签、鸡签、盘兔、炒兔、葱泼兔、假野狐、金丝肚羹、石肚羹、假炙獐、煎鹌子、生炒肺、炒蛤蜊、炒蟹、煠蟹、洗手蟹之类…… 又有外来托卖炙鸡、燠鸭、羊脚子、点羊头、脆筋巴子、姜虾、酒蟹、獐巴、鹿脯、从食蒸作、海鲜、时果、旋切莴苣、生菜、西京笋……又有托小盘卖干果子，乃旋炒银杏、栗子、河北鹅梨、梨条、梨干、梨肉、胶枣、枣圈、梨圈、桃圈、核桃、肉牙枣、海红、嘉庆子、林檎旋、乌李、李子旋、樱桃煎、西京雪梨、夫梨、甘棠梨、凤栖梨、镇府浊梨、河阴石榴、河阳查子、查条、沙苑榅桲、回马孛萄、西川乳糖、狮子糖、霜蜂儿、橄榄、温柑、绵枨金橘、龙眼、荔枝、召白藕、甘蔗、漉梨、林檎干、枝头干、芭蕉干、人面子、巴览子、榛子、榧子、虾具之类。诸般蜜煎香药、果子罐子、党梅、柿膏儿、香药、小元儿、小臈茶、鹏沙元之类。更外卖软羊诸色包子，猪羊荷包，烧肉干脯，玉板鲊犯，鲊片酱之类。其余小酒店，亦卖下酒，如煎鱼、鸭子、妙鸡兔、煎燠肉、梅汁、血羹、粉羹之类。每分不过十五钱。”（《东京梦华录 · 州桥夜市 / 东角

通过文人的记载，后人算是真正领教了华夏祖先在食材上不拘一格的肚量。

楼街巷 / 潘楼东街巷 / 酒楼 / 饮食果子》）

上述菜单里，源自中原以外区域的食品原料大量出现，比如香药、橄榄、龙眼、荔枝、孛萄（葡萄）、石榴、樱桃、莴苣、生菜、广芥、萝卜、胡桃、梅子等。通过出土遗物，学者们考证，先秦以后出现在中国食单上的中原以外及域外果品和蔬菜多达几十种，橘、柚、柑、橙、荔枝、龙眼、林檎（又称花红）、枇杷、杨梅、橄榄均先后来自岭南、南洋和印度，以后逐步加入这个大家族的外来水果包括中国早期的水果，其原产地多为西亚（如葡萄）、中亚（如早期的苹果）、地中海（如橄榄）、印度（如一些柑橘类）、南洋（如椰子、香蕉）。近代由于中西交通发达，又引进了许多不同来源的水果，如菠萝、西红柿、番石榴、草莓、苹果、番瓜、莲雾、百香果、奇异果、葡萄柚等。这些水果中有些来自南洋（如莲雾），有些来自新大陆（如美洲的番瓜、菠萝和澳洲的奇异果），有些很晚驯化（如各种莓子），有些本身经过许多品种改良，是育种下的产物（如许多种类的苹果、葡萄柚）。这种种水果丰富了我们的日常饮食生活。至于蔬菜，通过文人的记载，后人算是真正领教了华夏祖先在食材上不拘一格的肚量。

除了广为研究的汉代西域交流为促进中原文化增添各种资源，五岭之外，南越地区作为近年来逐步得到重视的域外交往航运渠道，为华夏大家族的文化繁荣贡献良多。以蔬果品种为例。以往汉字文献中，橄榄是出现时代较晚的一种食物，起码在秦汉文献中记载阙如。而同期的古罗马文献中，橄榄已经是被经常谈论的农产品和食物资源，比如古罗马学者在《论农业》

> 类似的颠覆性学识包括了被熟视无睹的大白菜，这些最平民化的蔬菜也有外来血统，同样挑战常规认识。

中，就设专门章节讨论“橄榄与植树”“食用橄榄”“橄榄汁”。如今消费者心向往之的橄榄油，在“橄榄制品”一节中，就被两千年前的学者认为“对农业和许多方面有用”，奢侈到用来浇灌种树①。广州中山四路秦汉时期船厂遗址出土橄榄核 28 颗，作为印证，广州汉代中期的墓址中，也出土了白榄、乌榄，甚至两千年前的橄榄果、核、叶，一件不缺。汉代前后，南越地区发达的海外航运技术，其水准远远出乎传统学者的书斋认识，这些橄榄可能原生本地，或者来自与南亚大陆或者地中海文明的交流，但毫无疑问推翻了近代学者的推论，橄榄绝对不是仅仅来自沙漠丝路一条通道。类似的颠覆性学识包括了被熟视无睹的大白菜，这些最平民化的蔬菜也有外来血统，同样挑战常规认识。大白菜的祖先甘蓝，译音歧义，史籍中恐怕与橄榄混为一谈，以致对后者籍贯判断不明。直到唐代影响深远的大家力作面世，孙思邈《千金食治》称其蓝菜，陈藏器《本草拾遗》称其西土蓝，甘蓝与橄榄的区别方有了断。甘蓝原产欧洲大陆，古罗马学者马尔库斯·波尔齐乌斯·加图《农业志》详尽罗列了它的食用、医用细节，涉及内、外、妇、儿共 18 项病种。明代以前，白菜主要在长江下游地区种植。明清时期，北方的不结球白菜（小白菜）得到了迅速发展，浙江地区培育成功结球白菜（大白菜）。18 世纪中叶起，北方大白菜种植取代小白菜，产量超过南方，技术上基于大白菜生长特性，秋玉米收获后，播种大白菜初冬就有收成，产量大，价格非常便宜。大白菜耐储存，外部叶子干燥后，内芯不变，即使气温低至零下五摄氏度，它也可以在室外堆储，安度严冬。北方百姓对大白菜的特殊感情，也特别表现在冬季，这是他们此季主要蔬菜来源，除了窖藏白菜，腌制酸辣泡菜和菹渍酸菜，也是流行的白菜储存方法。该技术源远流长，《周礼》“七菹”，就有“馈食之豆，其实葵菹”的记载。“薪炭盐菜又五百”，是《四民月令》作者崔寔在《政论》中，描绘东汉低层官员拮据菜金的实况[②]。崔寔娴熟生计菜品，深晓其基本消费中普通民众对“盐菜”的依赖，也间接反映了当时腌盐发酵对华夏饮食提供微量元素、蛋白含量与食品储存技术高度统一的规模。它不但是汉代民间饮食生活中，与“酱”和“豉”一般最为普遍的调味品，也是流传千年，转化任何外来食物的华夏式“调和”技艺。再难的日子，也有自我寻乐的生存技巧。白菜进入厨房，除了炖、炒、腌、拌等烧法演变，最流连忘返的，要算白菜猪肉包饺子，这是北方冬季的温馨标记。最后，凡此种种美食技艺回流西方，反倒被称作“北京大白菜”了。

注释：

①（古罗马）M.T. 瓦罗：《论农业》，商务印书馆 1997 年版，第 82 页。

② 崔寔《政论》：“夫百里长吏，荷诸侯之任，而食监门之禄。请举一隅，以率其余：一月之禄，得粟二十斛，钱二千。长吏虽欲崇约，犹当有从者一人，假令无奴，当复取客，客庸一月千刍，膏肉五百，薪炭盐菜又五百，二人食粟六斛，其余财足给马，岂能供冬夏衣被、四时祠祀、宾客斗酒之费乎？况复迎父母、致妻子哉？”

二、西出虹桥十里许

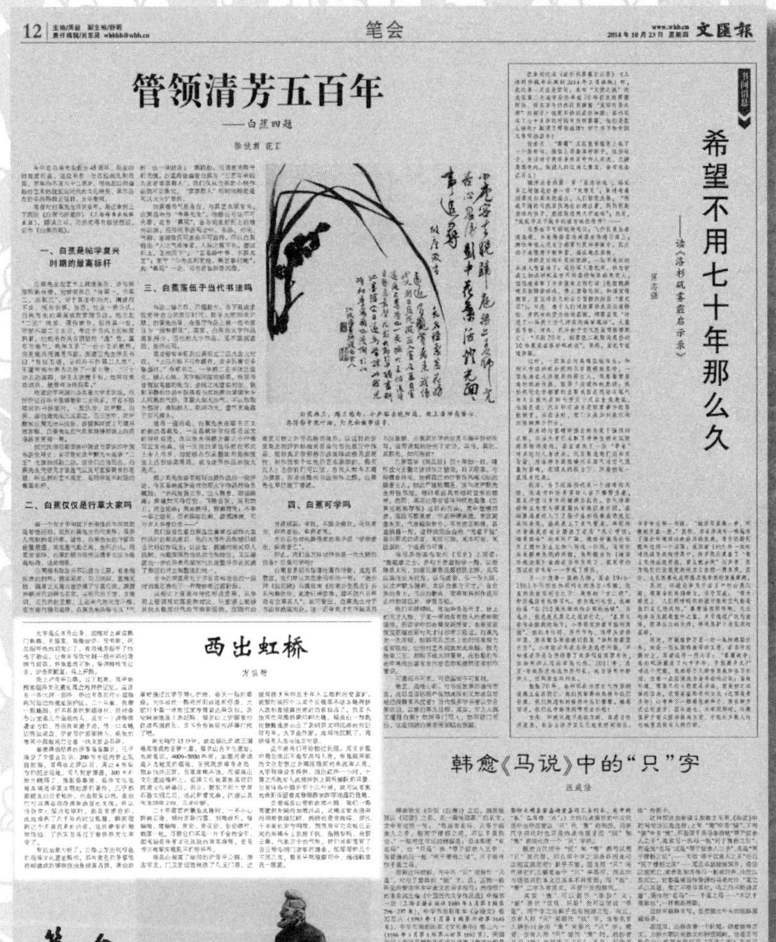

管领清芳五百年

——白蕉四题

一、白蕉是帖学复兴时期的最高标杆

二、白蕉仅仅是行草大家吗

三、白蕉落伍于当代书法吗

四、白蕉可学吗

希望不用七十年那么久

——读《洛杉矶事变启示录》

西出虹桥

方益昉

韩愈《马说》中的“只”字

笔会

唐《乐舞骆驼俑》

上海博物馆藏

「文汇笔会」微信二维码

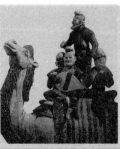

大李是宣传部部长出身，按理对上海该了如指掌，熟门熟路。长假里，我微信伊：兄弟啊，现在招呼侬的朋友少了，有的地方招呼了侬也不敢去。让我来帮侬定制一档市郊的清幽节目罢，料侬意想不到。导游路线发过去，伊当即回复：马上开路。

先上沪青平公路，过了赵巷，我开始搜索崧泽文化遗址周边的种种记忆。应该有一条大河一座桥，桥边有条泥泞小道通向河沿边的遗址保护区。二十年前，我靠一张地图，好不容易找到崧泽村，但村委办公室里几个坐班的人，没有一个讲得清遗址方位。好在我有童子功，凭一口本地话搭讪老农，伊竟带我到田秧头，晚秋的寒风中孤寂地伫立着一块文管会石碑。

油墩港边枯黄的茅草高高蹿长，几乎淹没了文管会告示：200 米半径内禁止私自挖掘。看得出立碑以后，周边 4 米见方的纪念场地，无人刻意清理，200 米外就天晓得了。摆起资格来，崧泽文化是每本阐述华夏文明起源的著作几乎都要提及的历史地标。而面前见识的，是后代对其真容的冷漠和独居的无视。所以当我有心探访祖宗时，她是有感应的，此处堆积了六千年

在福泉山文化遗迹堆积上，崧泽文化被几乎连续的良渚文化所叠压。而且，继东方两大史前石器文明之后，还沉积着先秦、汉唐、宋元、明清文物，几未中断。

的时空能量，瞬间砸向这个不请自来的访客。这样豪华的精神体验，于我实在是过于奢侈的文化享受了。

车近油墩大桥了，公路上方出现棕色的崧泽文化遗址路标。那片黄色的茅草堆被刚建成的博物馆抽象建筑占领，周边的草皮通过反季节精心护理，春天一般的碧绿。大李被我一路的怀旧叙述所俘虏，大家对千篇一律的过度布展表达异议后，决定向油墩港上游赶路，福泉山上安眠着的良渚邦国酋长，该不会也被现代浮躁打扰了吧。

向北绕行 15 分钟，就是堪比良渚王国最高等级的王侯大墓——福泉山古文化遗址。也就是说，距今四五千年前，油墩河流域是人杰地灵的福地，王侯既然葬身此处，想必他的王宫，当离此地不远。在福泉山文化遗迹堆积上，崧泽文化被几乎连续的良渚文化所叠压。而且，继东方两大史前石器文明之后，还沉积着先秦、汉唐、宋元、明清文物，几未中断。

二十年前首次朝圣此地时，一不小心踩向石堆，顿时瓦砾闪落，刻陶纹片、绿釉陶、褐釉陶、青瓷、青花瓷、彩瓷碎片，散落一地。尽管它们不是一片千金的宝贝，却无疑是华夏文化体验的真实场景，更是考古晚辈实地见习的好场所。

福泉山偏离了喧闹的沪青平公路，游客罕至。门卫象征性地收了几元门票，这座海拔 5 米的五千年人工堆积历史富矿，就暂时被四个从某个长假里不堪各地拥挤人流刻意逃离出来的访客独占了。我忍不住再次用脚后跟叩问大地，福泉山一如既往慷慨地展示出了表明其文明沉淀的标记符号来。大李是作家，此刻他沉默了，我晓得有人在与远古对话。

近年来我们开始怕过长假。其实长假中最恐惧的还不是车流与人流，而是被那些伪文化忽悠过去碾压路面的车流和人流。大李领导没有料到，西出虹桥一小时，十里之外既有人流拥挤到上厕所排队的风景，也有可以择条小路开车十几分钟，依旧保留着高雅清闲和浑厚底蕴的名胜。

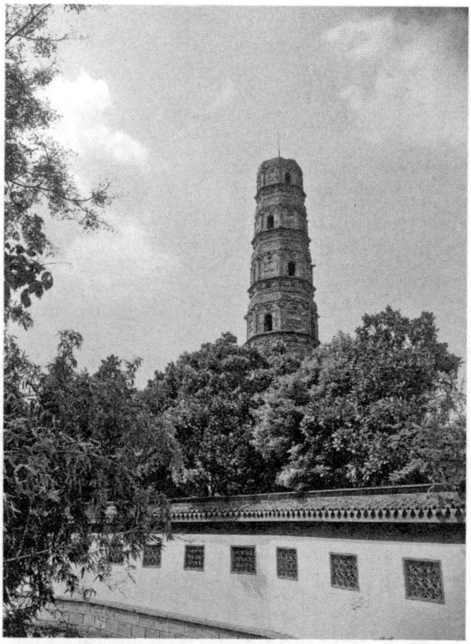

唐代遗存青龙砖塔，尚可依稀辨认孤魂、秃顶、朽阁、残枝、凋铃……

沿着福泉山旁的农家小路，我们逶迤驾驶到开阔的油墩河沿，此地当誉为唐宋时期的黄浦江畔，残破的青龙砖塔，好比千年前的东方明珠。想想当年它在松江云间的海滩头上航标千帆、指路车轮、商贾云集、气象万千的气势，我们当即宽容了吉云禅寺闭门谢客的理由：孤零零的几个不速之客，暂且从院墙窗花中，远远眺望我一眼罢。

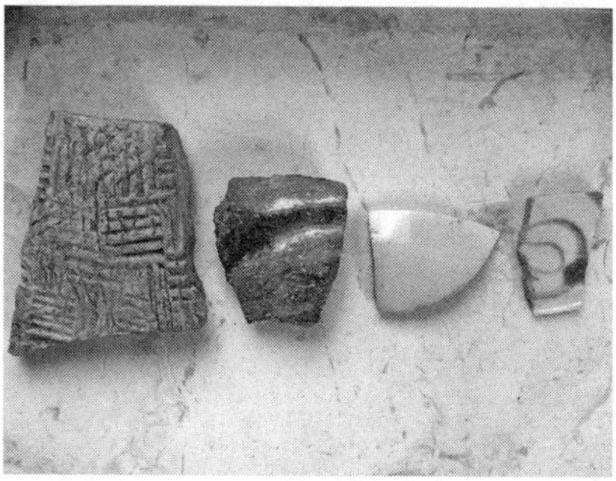

汉唐宋元明清符，西出虹桥咫尺处，残迹层叠后人掂，笑问寻古万里行？

原载2014年10月23日《文汇报·笔会》，原题为《西出虹桥》

按 语

严格地说，本文才是“西出虹桥”专栏的开篇短文。此刻，红色的个性化栏目标记，虽未及印上刊头，我觉得更有看头。我已经十多年没有为文艺副刊撰稿了，恐怕自己笔尖老化，不敢承诺长期、有节奏地为报刊，特别是主编朋友供稿，并设立自己的专栏。

《西出虹桥》发表前数月，其实我是有篇短文《且慢花甲事》出现在《文汇报·笔会》上的。但那篇闲文算不上西出虹桥主题，仅记载与江晓原教授的师生情谊。想不到文章刊出后，上海交通大学的许多老同事纷纷联系我，称我写出了近年已不多见的传统人文交往亲情。于是我感受到，老派知识分子不仅在期待、享受传统文化，而且还习惯通过传统的纸版报刊，阅读休闲。

事后，有机会偶然与我的硕士导师梁友信教授通话，年逾85岁的老人特别令我感动地告知，我发表在《文汇报·笔会》上的所有短文，他都一一细读过。要知道，30年前，我的学术文章，都是通过他一字一句校正后，送达各种杂志发表的。如今他几乎失聪，就靠阅读文艺副刊打发时光。这样看来，我就没有理由中止写作，更不要说胡乱作文敷衍自己，忽悠读者了。

唐宋年间沪上最繁华的标记，就是青龙港和青龙镇。刚面世的隆平寺地宫，以及屹立在世一千多年的青龙塔，就是站在历史前台，可以互相提供证词的当年证人。作为以货易货的千年前国际贸易，进口的是海外香料、食货、木材、奇珍，用以贸易平衡的出口物件，而且必须足以在万里海路上压舱底的硬货，最主要的就是瓷器了。

也就是说，一方面人类发明了陶瓷这个世上第一种化学转化制品，得益于华夏先人的智慧与勤奋，所产瓷器不断改良革新，将故国打造成世界瓷艺中心。另一方面，唐宋年间繁忙的世界人群沟通，文明交流，开辟了华夏瓷器产业的海外市场。市场经济那只看不见的手，一千多年前就在东西方贸易、技术和艺术交流中，在经济学家还没有诞生的年份里，发挥着推动、促进市场本能运作的原始威力。

中国原始陶艺起源于约一万年前，几乎与农业起源同步。原始的陶土制品，不仅是人工智慧的物证，更是日常生活的主要内容。存储食物，熬煮食物，烧烤居住土坯，抵御强敌入侵，这些原始先民健康生存、生死攸关的要素，都离不开陶瓷技艺的发明与发展。

福泉山上的陶瓷残片熠熠生辉，它的无价体现在述说历史的实在性。陶瓷生产行业创造了巨大的经济价值，养活了以此为生的民众社群。而生命智慧，无论是在长沙窑诗句，还是下文延伸阅读述及的民窑小药罐中，都体现出人性健康、自然与向上的繁衍本能。

延伸阅读

繁衍本能最健康 *

作为古代工匠杰出成就的符号，官窑青花，或者称得上国之重器的极品瓷器，均以稳重、标准、大气为主要判断依据。这样的官方陶艺程式，延续了约 2 500 年，早在西周时期就已有了文字记载：“陶人为甗，实二鬴，厚半寸，唇寸”，“瓬人为簋，实一觳，崇尺，厚半寸，唇寸。”从《考工记》记载起，华夏自古有陶无人，忽视技术是由人发展起来的根本认知。

但是，三十年前爱好瓷器的藏家，从市场上淘来真品、精品的同时，还有机会改变这个绝对判断。民间智慧悄悄在陶瓷制品上，留下人性的光辉。当时有些自诩为收藏大家者，往往对来自穷乡野地、兜售粗货的地摊农人，不屑一顾。某日，我从一位衣裳破旧的小贩手中接过这枚“花有清香”小药罐（最

* 摘自方向（方益昉）：《民窑匠心一段情》，原载《杂藏静思——古玩收藏中的科学与人文》，上海大学出版社 2015 年版。

终年劳作在深山窑场的陶工，心中涌动出对爱情的向往，对美妙女子的想象，全部体现在了这个完全没有实用价值的元末明初青花小样上了。

大直径 5 厘米，高度 10 厘米），一时间魂不守舍。

我丝毫没有犹豫，立即支付了小贩的要价。其实，此刻真正戳及我心中最柔软处的，不是农人的要价、年代的真实，而是药罐粗糙、率性的外表上，两句细腻的诗句，打湿了我的眼眶。面前木讷的中土农人，好像就是穿越时空来到现世，寻找美好生机的中古陶匠。

“林中生玉竹，月下美人来。”且说这样美妙的诗句，如今能通晓制作此般绝妙者寥寥，而来自五百多年前的陶工，几乎人人粗通文墨，信手拈来，绘出何等美妙音韵。终年劳作在深山窑场的陶工，心中涌动出对爱情的向往，对美妙女子的想象，全部体现在了这个完全没有实用价值的元末明初青花小样上了。

我更愿意推测，这个作品是出自青春期学徒的工间玩意儿。随着身体的发育，在一堆满身灰泥的窑兄、窑叔中厮混，心中涌动对梦中情人的思念，应该就会有这般细腻的感情流露，这无疑是精神健康和生理强壮的当年社会实况写照。由这样能干的陶工群体，方能支撑起中国古瓷的万种风情，作为艺术的窑瓷，才会被刻画得温文尔雅，这是需要人性基础的。

明代宋应星《天工开物·罂瓮》：

凡陶家为缶属，其类百千。大者缸瓮，中者钵盂，小者瓶罐，款制各从方土，悉数之不能。造此者必为圆而不方之器。试土寻泥之后，仍制陶车旋盘。工夫精熟者视器大小掐泥，不甚增多少，两人扶泥旋转，一捏而就。其朝

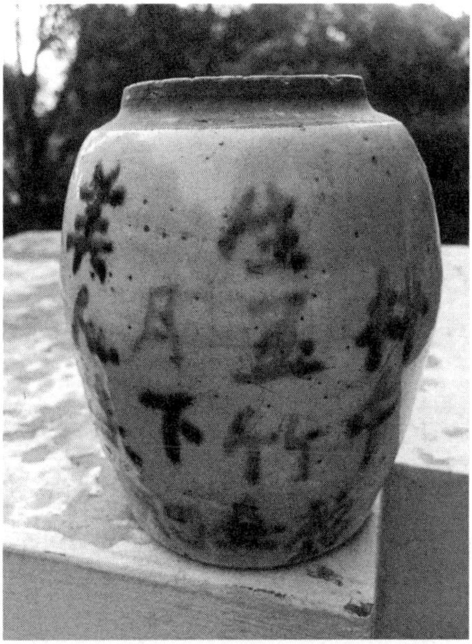

题词药罐元青花

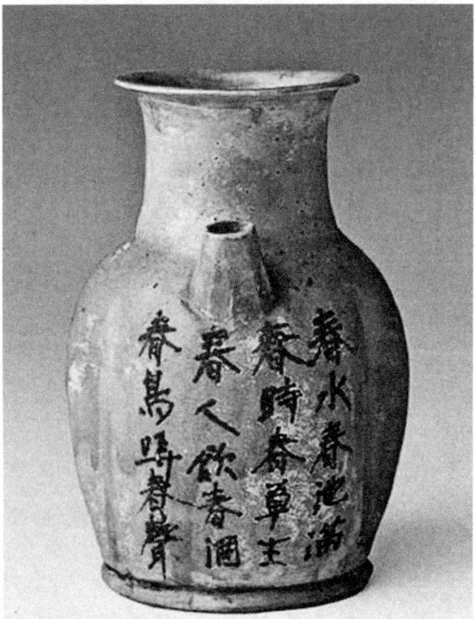
春水春池滿
春時春草生
春人飲春酒
春鳥哢春聲

长沙窑陶罐

迁所用龙凤缸（窑在真定曲阳与扬州仪真）与南直花缸，则厚积其泥，以俟雕镂，作法全不相同，故其直或百倍或五十倍也。

凡罂缶有耳嘴者皆另为合，上以泑水涂粘。陶器皆有底，无底者则陕以西炊甑用瓦不用木也。凡诸陶器精者中外皆过釉，粗者或釉其半体。惟沙盆齿钵之类其中不釉，存其粗涩，以受研擂之功。沙锅沙罐不釉，利于透火性以熟烹也。

凡釉质料随地而生，江、浙、闽、广用者蕨蓝草一味。其草乃居民供灶之薪，长不过三尺，枝叶似杉木，勒而不棘人。（其名数十，各地不同。）陶家取来燃灰，布袋灌水澄滤，去其粗者，取其绝细。每灰二碗参以红土泥水一碗，搅令极匀，蘸涂坯上，烧出自成光色。北方未详用何物。苏州黄罐釉亦别有料。惟上用龙凤器则仍用松香与无名异也。

凡瓶窑烧小器，缸窑烧大器。山西、浙江省分缸窑、瓶窑，余省则合一处为之。凡造敞口缸，旋成两截，接合处以木椎内外打紧，匝口、坛瓮亦两截，接合不便用椎，预于别窑烧成瓦圈如金刚圈形，托印其内，外以木椎打紧，土性自合。

凡缸、瓶窑不于平地，必于斜阜山冈之上，延长者或二三十丈，短者亦十余丈，连接为数十窑，皆一窑高一级。盖依傍山势，所以驱流水湿滋之患，而火气又循 级透上。其数十方成窑者，其中苦无重值物，合并众力众资而为之也。其窑鞠成之后，上铺覆以绝细土，厚三寸许。窑隔五尺许则透烟窗，窑门两边相向而开。装物以至小器，装载头一低窑，绝大缸瓮装在最末尾高窑。发火先从头一低窑起，两人对面交看火色。大抵陶器一百三十费薪百斤。火候足时，掩闭其门，然后次发第二火。以次结竟至尾云。

三、祭坛秋深福泉山

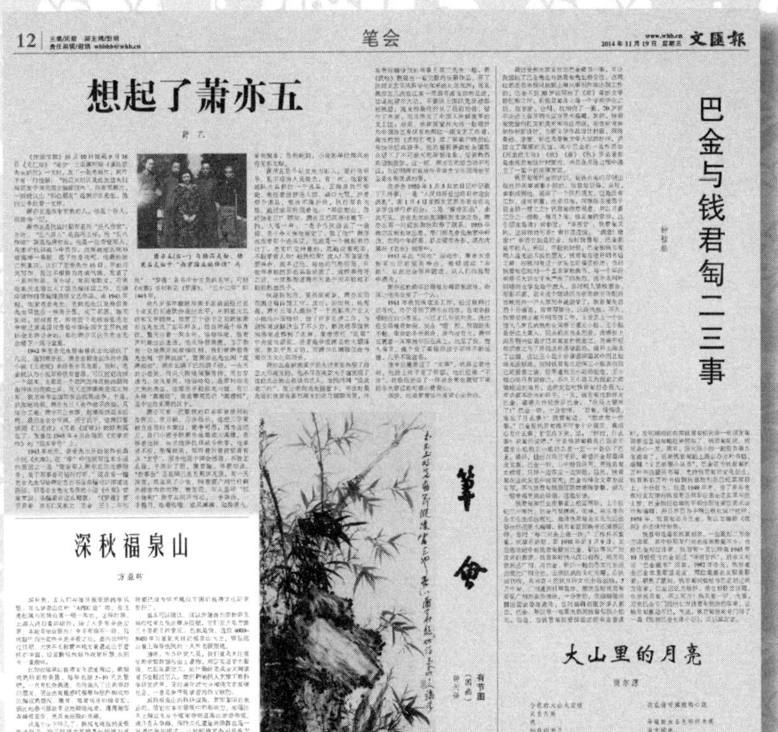
12 笔会 www.whb.cn 2014年11月19日 星期三 文匯報

想起了萧亦五

巴金与钱君匋二三事

深秋福泉山

笔会

大山里的月亮

太庙拾翎

深秋到，友人们在微信圈里晒转季风景，有北京香山红叶逗雾霾的，有北美红枫与后院白雪一唱一和的。这种时候，上海人终归蛮纠结的，除了人多车多扬尘多，本地有啥应景的？

今年有些不一样。自我鼓吹西出虹桥多走多看之后，圈内反响好过预期。大家不光称赞本地史前遗迹出乎意料的丰富，顺道瞧见的郊外农家秋景，也别有一番趣味。

比如在福泉山良渚文化遗址周边，晚稻成熟待割的美景，每年也就 5—10 天光景吧。一旦有机会偶遇，书房坐久了出来郊游的朋友，便会由衷地感叹稻穗与秸秆构成的巨幅成熟盛况，嫩黄、褐黄相互纠缠变幻，倒比起春天里油菜花的鲜艳纯黄，薄薄地浮在绿枝表面，更具油画般的质感。

我是个乡下待久了、熟视无睹自然美景的书呆子。除了佩服文艺精英的细腻与感性，唯有附和：“是的是的，我们在正确时节，站到了正确的位置。”因为不远处，就是福泉山祭坛原址，晚稻开镰之际，访客不妨静默少许，补做一道模仿华夏先人的秋祭功课吧。

从科学史层面上讲，这种最原始的红烧土块，是导致陶瓷、建筑、冶炼等技术起源的原创萌芽。

祭坛是研究人类史前文明的重要标记。人类是地球上唯一进化到自觉敬畏天地、生灵和万物的灵长类动物，即英国动物社会学家德斯蒙德·莫利斯（Desmond Morris）为之冠名的裸猿。先祖通过祭祀仪式，逐步脱离动物本能，开始建立形而上的理性思维模式。至于在此过程中逐渐升级的史前祭坛，其早期状态并非今人理解中的堂前供案，具备一定审美形状。

与良渚镇的瑶山祭坛、汇观山祭坛具备天象观察等功能不同，被视作祭祀场所的福泉山红烧土层，位置低缓，既不易观察天象，也难说地形奇峻，应该只是为祭祀春播秋收、天地先人所设，类似的新石器晚期祭祀仪式，大多借势天地，自然展开。

晚至约 3 500 年前的殷商时期，祭坛方演化为人工修造的“灵台”，不高大雄伟不足以观天敬神，夸张者如《新序·刺奢》所记，“纣为鹿台，七年而成，其大三里，高千尺，临望云雨”。但是，祭坛认定的关键还在于，红烧土附近，不应同时出现灰坑烧骨。否则更倾向于是一日三餐的烹饪烧烤之处，与庙堂礼仪规定的敬畏风格，根本对不上号。

从科学史层面上讲，这种最原始的红烧土块，是导致陶瓷、建筑、冶炼等技术起源的原创萌芽，先祖们通过对土、木、金、水、火的逐一试错积累经验，方收获所谓的科学与文明。所以，潜心研究祭祀活动发展中衍生配套的相关道具，比如烟火、艾草、酒水、贡品和咒语等，不是吃饱了撑的闲情逸致。有志此道的后世俊杰必须准备花费一生一世，建立理论架构和实物证据之间的逻辑联系。

举例来说，总共仅 400 余字的《夏小正》，是史学界公认的最早的华夏农历。远古之际，先民每年至少举办五次隆重的部

福泉山最重要的看点在于良渚酋长墓葬，其等级之高不输余杭莫角山，两处出土文物都已成为学术地位牢固的良渚文化研究标杆了。

落公祭：新旧之交为“正月，初岁祭耒始用畅”；开春之间有“二月，初俊羔，助厥母粥”，“二月，祭鲔”，“三月，祈麦实”；秋收之时为“十月，豺祭兽”。相关的最新诠释，当下学者中，北有李零的“绝地天通”，南有江晓原的《天学真原》，两位严谨并不失诙谐的文字，值得一读。

祭坛考证只是青浦重固镇福泉山远古文化信息富矿中的一个研究分支。人工堆积的小土丘下，除了崧泽文化、良渚文化、战国秦汉、唐宋明清遗物层层连续叠压，形成考古界少有的五千年研究谱系以外，福泉山最重要的看点在于良渚酋长墓葬，其等级之高不输余杭莫角山，两处出土文物都已成为学术地位牢固的良渚文化研究标杆了。

基本可以确认，仅以伴随酋长面世的玉钺权杖和女性活葬为依据，它们至少是方圆几十里的王权象征。也就是说，这位

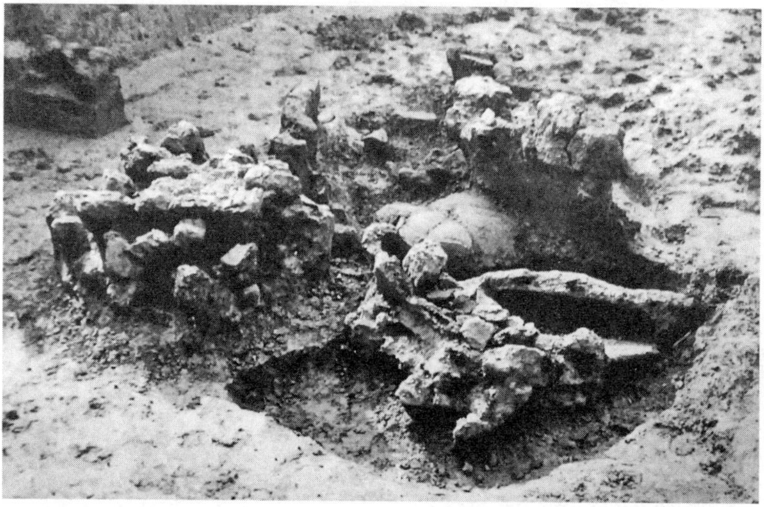

燎祭祭坛（局部）

四五千年后重见天日的福泉山大王，曾经统治着上海原住民的一大片老根据地。

通常，作为研究人员，我们重点关注遗址的发掘数据与出土遗物，用以证实学术假设，然后发表论文，估计最终完成全文阅读者不会超过百人。如何将纳税人支撑下的科学研究成果，及时演化成大众阅读文本反哺社会，一直是象牙塔学者的作文软肋。

源自福泉山的科研成果，其实蛮贴近生活的。但它在本市居民中的影响力，却远比不上附近水乡小镇和寺院道观的旅游招揽。或许有人争辩，保持文化遗址的清静也是一种遗产保护模式。这种回避竞争的思维方式，结果倒是成了主管部门推卸责任的最佳托词，由此带来的宏观损失，是族群认同与文化基因的流失。

活在微信时代的我们，其实太需要重建一个充满敬畏的交流平台了。

原载 2014 年 11 月 19 日《文汇报·笔会》，原题为《深秋福泉山》。

按 语

古青龙港位于白鹤镇，福泉山位于重固镇，两者相距不到五里。每次拜访先祖遗迹，都会路经两处。说实话，我更看重福泉山的文化遗存，特别是它在华夏文明曙光中的标杆意义。

人类幼年时期的祭祀活动，是我学术研究中比较关注的内容。从医学起源的视角认识，人类对自己身体的探究，不仅出于好奇，更是作为自然敬畏的一个方面。病老有命，生死由天，不是被唯物简化论者，匆匆归入旧观念与老思想，立即有所定论，万事大吉的。一定程度上，这些古老的人类原始思维，脱离不了人类自然进化过程中，弥足珍贵的点点滴滴，即经验积累。

从社会科学的角度反思，起源于约一万年前的农耕技术，是食材种类不断丰富，食物加工不断繁复，人均寿命不断延长的主要因素。源自人类智慧的技术因素，开始导致改变自然的效应，人类三百万年相对漫长的进化演变，仅在最近几千年内不得不被调整取代。生命内在逻辑程序的忽然加速，恐怕正是如今疑难杂症频发，而且难以应对的终极源头。

所以，搞清史前人类的生活状况、营养状况、人寿状况乃至思想状况，有助当下对肿瘤、心血管疾病、老年退化性疾病的认知思路再整理。比如说，环境突变说、基因决定说，曾经都是指导现代分子医学各个转折阶段的核心理论，是引导生命科学研究方向的指导思想。但是，近年越来越多的研究发现，各种学说均无法涵盖生命现象的具体表现，人寿年龄在当今流行性慢性疾病的发生发展中，扮演了越来越吃重的关键角色。

被称为“百药之王”的酒，它的发现与发明，原本与疗伤、治病毫无瓜葛。考察酒的起源，正是考察人类原始思维与自我认知的恰当通径。

延伸阅读

通天兔酒祭神忙

——《夏小正》思想年代新探*

被西汉学者戴德《大戴礼记》辑入的《夏小正》，篇幅精悍短小，仅400余字。此文在任继愈先生主编的《中国科学技术典籍通汇·综合卷》序言里[1]，被誉为中国历史上最早的物候记录专论：

> 《夏小正》是已知流传至今最早的物候历，书中记录了鸟兽鱼虫及植物各类物候现象六十八条，气象现象七条，农事及畜牧十一条，按月编排，以作适时安排农业生产的依据。

2006年，在中华书局重印的已故农业史籍专家王毓瑚先生所著《中国农学书录》中，《夏小正》被视为先秦时期的农家月历，甚至相传是夏朝时代的作品[2]，“是反映我国古代农民的智

---

* 方益昉、江晓原著，原载《上海交通大学学报（哲学社会科学版）》2009年第5期。

如果千年后学重读历史文本时，还仅仅沉湎于远古陶醉或纠缠于技术细节，恐怕就会错过重构历史的契机。

慧的主要标志之一，非常值得重视”。毓瑚先生认为：《夏小正》与同类的《逸周书·周月解》《逸周书·时训解》《管子·幼官》《管子·四时》《管子·轻重己》《吕氏春秋·十二月纪》《淮南子·时则训》《淮南子·天文训》是有渊源的。

论证《夏小正》究竟是否夏朝时代的作品，或者仅仅是后人完整记载了夏朝时代的思想历史，或者只是古人假借远古之口总结西汉时期的知识，实在是一项令人大感兴趣的课题。可以认定的是，从戴德在其所辑的《大戴礼记》中将“小正”正名为“夏小正”，并以月份为序，替《夏小正》经文作传十二篇，到戴德过世后，其侄戴圣将《夏小正》从《大戴礼记》中删除止，有关《夏小正》的身世辨伪开始成为一桩学术公案。千年之后，《夏小正》经宋朝傅崧卿校勘后，得以在民间较大规模流传，目前世人所见的《夏小正》文字古奥，“经”“传”糅杂相间，问题多多，学者们也意见纷纷[3]。从北宋至清代，《夏小正》的科班研究者仅十余家，相对于其他典籍研究，远非热门领域。史学家游修龄先生认为[4]，清代李调元的《夏小正笺》对于解读《夏小正》作出过不少贡献，其治学态度是严肃的，但经传混淆的问题仍未彻底解决。迄今为止，在经传区分上最有成就的是夏纬瑛的《夏小正经文校释》[5]，此文澄清了历代注家的治史愈紊的弊端，使《夏小正》读起来容易得多了。

对于历史研究包括科学史学研究中的种种困惑，江晓原在其名著《天学真原》中深有感悟道，往往“及至奋然回身过去，才发现问题”之所在[6]。如果千年后学重读历史文本时，还仅仅沉湎于远古陶醉或纠缠于技术细节，恐怕就会错过重构历史的契机。有鉴于此，笔者研究《夏小正》后认为，除了天象、物候与农事安排，我们还完全可以就《夏小正》语境中的人类祭祀工具、献祭方案和饮食原料等视角，重新阅读、理解和分析比较同类的其他典籍，为认识《夏小正》的出生年代和思想意义，提供新的考察思路。本文以《四部丛刊》版《夏小正》文本为依据，进行六个方面的探讨。

一、《夏小正》中丰富的饮食原料信息，披露了先民的富庶生活

按照现代的知识与认识，从下述农家月令归纳的人类四季活动中，大致可以将《夏小正》中涉及的饮食原料分成四大类，约 30 个品种：

《大戴礼记·夏小正·正月》：囿有见韭。

《大戴礼记·夏小正·正月》：田鼠出。

《大戴礼记·夏小正·正月》：獭献鱼。

《大戴礼记·夏小正·正月》：采芸。

《大戴礼记·夏小正. 正月》：鞠则见。

《大戴礼记·夏小正·正月》：梅、杏、桃则华。

《大戴礼记·夏小正·正月》：鸡桴粥。

《大戴礼记·夏小正·二月》：往扰黍禅。

《大戴礼记·夏小正·二月》：初俊羔，助厥母粥。

《大戴礼记·夏小正·二月》：祭鲔。

《大戴礼记·夏小正. 二月》：荣堇采蘩。

《大戴礼记·夏小正·二月》：昆蚩抵蚳。

《大戴礼记·夏小正·二月》：剥鳝。

《大戴礼记·夏小正·二月》：荣芸，时有见稊，始收。
《大戴礼记·夏小正·三月》：颁冰。
《大戴礼记·夏小正·三月》：祈麦实。
《大戴礼记·夏小正·三月》：采识。
《大戴礼记·夏小正·五月》：乃瓜。
《大戴礼记·夏小正·五月》：颁马。
《大戴礼记·夏小正·五月》：煮梅。
《大戴礼记·夏小正·五月》：菽糜。
《大戴礼记·夏小正·六月》：煮桃。
《大戴礼记·夏小正·七月》：狸子肇肆。
《大戴礼记·夏小正·八月》：剥瓜。
《大戴礼记·夏小正·八月》：鹿人从。
《大戴礼记·夏小正·八月》：剥枣。
《大戴礼记·夏小正·九月》：荣鞠，树麦。
《大戴礼记·夏小正·十月》：豺祭兽。

按照现今的理解，上述内容或可诠释分类如下：

主食：麦、黍、菽。

副食：田鼠、鱼、羊、鸡、马、狸、豺、鹿、鲔（鲟鱼）、鳝（鳄鱼）、韭、白蒿、识（参）、枣。

调料：芸、梅、虫卵、冰。

水果：梅、杏、桃、瓜。

很明显，先人们不仅已经拥有了丰富多样的果腹食材，如果当时技术成熟的话，而且还可据此酿造生产相关的加工食品饮料。

二、《夏小正》中严肃的祭祀活动信息，描述了先民处于敬神免酒的礼仪阶段

食物是祭祀活动中绝地通天、沟通神灵的主要工具，《夏小正》共计描述祭祀事件五次，内容罗列如下：

《大戴礼记·夏小正·正月》：初岁祭耒始用畅。

《大戴礼记·夏小正·二月》：初俊羔，助厥母粥。

《大戴礼记·夏小正·二月》：祭鲔。

《大戴礼记·夏小正·三月》：祈麦实。

《大戴礼记·夏小正·十月》：豺祭兽。

研究发现，在上述四季全部五次祭祀活动所涉及的供品中，或者分析纵贯全篇的400余字后，竟没有出现一次“酒”字，或者根本没有提及任何与发酵品有关的内容，或者丝毫没有出现任何象征酒味的“酉”部的字符，或者从来没有出现任何与祭祀通天事件有关的液态饮品。因此，考察酒与祭祀关联的起源是我们认识《夏小正》的又一扇窗户，同时，酒的生产依靠粮食的储备，为此，有关酒与农业关系的起源分析，也有助于《夏小正》思想年代的考察。

自商周以降，有关祭祀与酒相互关联的文字记载屡见不鲜，其中《周礼·天官冢宰》已经将两者系统性地明确如下：

酒正掌酒之政令，以式法授酒材。凡为公酒者，亦如之……掌其厚薄之齐，以共王之四饮三酒之馔，及后世子之饮与其酒。凡祭祀，以法共五齐三酒，以实八尊，大祭

三貳，中祭再貳，小祭壹貳，皆有酌数。唯齐酒不貳，皆有器量，共宾客之礼酒，共后之致饮于宾客之礼。医酏糟，皆使其士奉之。凡王之燕饮酒，共其计，酒正奉之。凡飨士庶子，飨耆老孤子，皆共其酒，无酌数。掌酒之赐颁，皆有法以行之。凡有秩酒者，以书契授之。酒正之出，日入其成，月入其要，小宰听之，岁终则会。唯王及后之饮酒不会，以酒式诛赏。

酒人掌为五齐三酒，祭祀则共奉之。以役世妇，共宾客之礼酒饮酒而奉之。凡事共酒，而入于酒府。凡祭祀共酒以往，宾客之陈酒亦如之。

根据考古、民俗和宗教学者的观点，祭祀活动起源于高等动物对山河神灵、大地上苍等自然现象的敬畏，将最珍贵的礼物（包括牺牲和酒）作祭祀工具是人类在漫长岁月中逐步形成的礼仪之一，这一观点在宋代酒事名家朱肱的《北山酒经》中有了总结性的表述："大哉酒之于世也，礼天地，事鬼神。"人类之所以言行虔诚，试按《天学真原》分析，乃天地合一与天人感应的大道理，最终都可归结为一点：人如何与天共处，即如何知天之意，得天之命，如何循天之道，邀天之福[6]。酒作为珍贵的发酵饮品出现，首先是大自然的馈赠，动物行为学和人类民俗学的研究一致发现，富裕腐烂的食物包括水果和粮食，在恰当的自然条件下均有发酵出低浓度酒精饮料的可能性和实际案例，这种技术在以后人类的实践活动中逐步被加以改良和掌握。酒精具有令生物体发热、兴奋和迷幻的功能，不仅是人类日常生活中一项开创性的高新技术产品，也恰好被赋予了绝

酒已经成为先民们构建意识与神灵沟通之道，打通身体与上苍通天之路中不可缺位的实用工具之一。

地通天的社会功能。出土材料证实：华夏文字产生以前，原本两件各自独立的事件，即社会祭祀活动和生活食用酿酒可能已经发生了联系[7]；但在汉字出现以后，酒肯定已经与重大的祭祀活动密切相关。可以说，酒已经成为先民们构建意识与神灵沟通之道，打通身体与上苍通天之路中不可缺位的实用工具之一。

三、《山海经》中酒精与祭祀各自独立的信息，印证了史前人类祭祀的逐步发展过程

其实，在华夏灿烂的文献中，与《夏小正》同样记载祭祀礼仪但几乎无酒，或者缺乏与酒有关信息的作品，并非绝无仅有，从祭祀、献祭和饮食原料等视角，我们通过仔细研读另一部奇书《山海经》，发现了类似的特点。

《山海经》是已知公认记载了夏代的传说与历史的作品，学界通常将其作为物产、地理或神灵著作考察。依笔者来看，《山海经》也是半部远古饮食史，只是非常人不敢大胆尝试书中所列的奇珍异兽，此外，《山海经》的食物特色在于多有疗效或禁忌提示，也可当作药书来读①。

与《夏小正》稍有不同的是，《山海经》三次提到了“酸甘”两字②，这样也算与“酉”字有了瓜葛，但综观上下文，其内容与酿造发酵之事毫无联系，《山海经》毕竟是一部由战国时代文人记载的夏代传说，遣词用字带上时代的痕迹并不令人惊讶。倒是文中唯一一次提及“觞”字③，令研究者不得不与“杯中物”加以联系，但是鉴于古人也常将清水称为玄酒，因此也不敢轻易判断此“觞”为盛发酵饮品之用。就本文的论证焦点

而言，关键就看《山海经》有无将酒与祭祀联系起来，作为绝地通天的工具了，在这方面，李申先生的总结工作为我们提供了很有参考价值的学术资料[9]。

从表1中可以看出，出生夏代的《山海经》中通篇祭祀事件，就是没有任何与祭祀通天有关的酒或者任何液态用品参与其间。李申先生整理的《山海经》神灵祭祀和献祭内容表明，夏代基本上还是遵循着无酒的祭祀礼仪，酒的生产与神灵祭祀还是两个相对独立的事件。

表1 《山海经》的神灵与祭祀用品

篇　名	神　状	祠　神　食　物
南山首经	皆鸟身龙首	稌米、稻米
南次二经	皆龙身鸟首	稌米
南次三经	皆龙身人面	白狗、稌米
西次二经	十神人面马身	少牢、雄鸡
	七神人面牛身	
西次三经	皆羊身人面	稷米
北山首经	皆人面蛇身	雄鸡，不用米
北次二经	皆蛇身人面	雄鸡，不用米
北次三经	廿神马身人面	皆稌米，不火食
	十四神彘身载玉	
	十神彘身八足蛇尾	
东山首经	皆人身龙首	犬祈，鱼（耳申）
东次二经	皆兽身人面	鸡

考古出土证明，河南舞阳贾湖遗址出土的人类发酵饮料，把酒的发明时期推前到了距今九千年前，但在《夏小正》和公认为夏代作品的《山海经》里，酒与祭祀还处于没有瓜葛的独立事件阶段。

续 表

篇名	神状	祠神食物
东次三经	皆人身羊角	牡羊、黍米
中次六经	如人而二首 （实为蜂蜜之庐）	雄鸡，（禳而无杀）
中次七经	十六神皆豕身人面	羊
	又：人面三首	
中次八经	皆鸟身人面	雄鸡、稌米
中次九经	皆马身龙首	雄鸡、米
中次十经	皆龙身人面	雄鸡、米
中次十一经	皆彘身人首	雄鸡、米
中次十二经	皆鸟身龙身	雄鸡、豚、米

在以上用以论证的材料中，可供人工酿酒的五谷、水果和辅料丰富，尽管考古出土证明，河南舞阳贾湖遗址出土的人类发酵饮料，把酒的发明时期推前到了距今九千年前[10]，但在《夏小正》和公认为夏代作品的《山海经》里，酒与祭祀还处于没有瓜葛的独立事件阶段。

四、《夏小正》同类的其他物候农书信息中，酒、食物与祭祀事件的历代记载确切

《逸周书·时训解》明显带有《夏小正》的基因，“立春之日，东风解冻。又五日，蛰虫始振……蛰虫不振，阴奸阳……惊蛰之日，獭祭鱼。又五日，鸿雁来。又五日，草木萌动。獭

不祭鱼，国多盗贼；鸿雁不来，远人不服……雨水之日，桃始华……”这些描述几乎就是《大戴礼记·夏小正·正月》的细化版与近代版。在下文中，时代进步的信息、科技发展的内容和社会活动的规范更是在酒和祭祀事件的紧密联系中史无前例地表现出来。“孟春之月……是月也，天子乃以元日祈谷于上帝，乃择元辰，天子亲载耒耜，措之参于保介之御间。率三公九卿诸侯大夫躬耕，帝藉田。天子三推，三公五推，卿诸侯大夫九推。反执爵于太寝，三公九卿诸侯大夫皆御，命曰劳酒。”“孟夏之月……是月也，天子饮酎，用礼乐，行之是令，而甘雨至三旬。”史学工作者认为《逸周书》各篇写成时代或可早至西周，或晚至战国，另有个别篇章，可能还经汉人改易或增附。如《时训》以雨水为正月中气，惊蛰为二月节气，与汉以前历法相左。但无论西周还是西汉，《逸周书》中对酒和祭祀事件的联系已经提及，《夏小正》对祭祀事件中酒的忽视是本文的研究与关心所在。

《礼记·月令》的文献意义在于与《逸周书·时训解》传达了同样的历史信息，“孟春之月……东风解冻，蛰虫始振，鱼上冰，獭祭鱼，鸿雁来……是月也，天子乃以元日祈谷于上帝，乃择元辰。天子亲载耒耜，措之于参保介之御间，帅三公、九卿、诸侯、大夫躬耕帝借。天子三推，三公五推，卿诸侯九推。反，爵于大寝，三公、九卿、诸侯、大夫皆御，命曰劳酒”。

战国时的《管子·轻重已》是另一个文献证据，既体现了《夏小正》的基因，又涵盖了酒与祭祀的紧密关系。“以冬日至始……朝诸侯卿大夫列士，循于百姓，号曰祭日。牺牲以鱼，发号出令曰：生而勿杀，赏而勿罚，罪狱勿断，以待期年，教民樵室钻鐩，墐灶泄井，所以寿民也。耜耒耨怀，铝铪九獯，权渠绲绁，所以御春夏之事也。必具教民为酒食，所以为孝敬也。”

在成书于秦汉时期的《吕氏春秋·十二月纪》中，至少有三个月份的祭祀事件与酒直接相关，《吕氏春秋》的行文、知识与信息量是《夏小正》无法比拟的。

> 《吕氏春秋·孟春纪》：“天子乃以元日祈谷于上帝……执爵于太寝……命曰‘劳酒’。”
>
> 《吕氏春秋·仲春纪》：“至之日，以太牢祀于高谋，天子亲往，后妃率九嫔御，乃醴天子所御……”
>
> 《吕氏春秋·季春纪》：“荐鲔于寝庙，乃为麦祈实。”

比较《大戴礼记·夏小正·二月》祭鲔和《大戴礼记·夏小正·三月》祈麦实，《吕氏春秋》与《夏小正》的渊源关系表露无遗，但《吕氏春秋》紧接着就在下文中历数饮食与强身驱病的关系，“凡食无强厚，烈味重酒，是疾首”。

《汉书·食货志》记载了在目前看来仍然具有相当技术水准的用曲酿酒配方：“一酿用粗米二斛，曲一斛，得成酒六斛六斗。”这条文献记载表明，最迟到汉代，酿酒已经成为农副业加工的成熟技术，尽管人们在理论上尚无法解释酿酒的技术细节，将其过程赋予神秘化的色彩，这种将加工技术与神灵祭祀相配合的生产过程，一直到500年后还被奉为关键步骤：如在大型农书《齐民要术·造神麴并酒》章节，准备酒曲的过程与神灵祭祀步骤已经融为一体了。

作三斛曲法：蒸、炒、生，各一斛。炒麦：黄，莫令焦。生麦：择治甚令精好。种各别磨。磨欲细。磨讫，合和之。

七月取中寅日，使童子著青衣，日未出时，面向杀地，汲水二十斛。勿令人泼水，水长亦可泻却，莫令人用。其和曲之时，面向杀地和之，令使绝强。团曲之人，皆是童子小儿，亦面向杀地，有污秽者不使。不得令人室近。团曲，当日使讫，不得隔宿。屋用草屋，勿使瓦屋。地须净扫，不得秽恶；勿令湿。画地为阡陌，周成四巷。作“曲人”，各置巷中，假置“曲王”，王者五人。曲饼随阡陌比肩相布。布讫，使主人家一人为主，莫令奴客为主。与“王”酒脯之法：湿“曲王”手中为碗，碗中盛酒、脯、汤饼。主人三遍读文，各再拜。

其房欲得板户，密泥涂之，勿令风入。至七日开，当处翻之，还令泥户。至二七日，聚曲，还令涂户，莫使风入。至三七日，出之，盛著瓮中，涂头。至四七日，穿孔，绳贯，日中曝，欲得使干，然后内之，其曲饼，手团二寸半，厚九分。

祝曲文：东方青帝土公、青帝威神，南方赤帝土公、赤帝威神，西方白帝土公、白帝威神，北方黑帝土公、黑帝威神，中央黄帝土公、黄帝威神，某年、月，某日、辰，朝日，敬启五方五土之神：

主人某甲，谨以七月上辰，造作麦曲数千百饼，阡陌纵横，以辨疆界，须建立五王，各布封境。酒、脯之荐，以相祈请，愿垂神力，勤鉴所领：使虫类绝踪，穴虫潜影；衣色锦布，或蔚或炳。杀热火焚，以烈以猛；芳越薰椒，

加拿大考古学家海登（B. Hayden）提出了与农业发展的人口压力理论相左的竞争宴享理论，认为农业可能起源于资源丰富且供应较为可靠的地区。

味超和鼎。饮利君子，既醉既逞；惠彼小人，亦恭亦静。敬告再三，格言斯整。神之听之，福应自冥。人愿无违，希从毕永。急急如律令。

祝三遍，各再拜。

五、有关农业起源与酿酒祭祀关系研究的现代观点

有关农业起源的主流观点历来是人口增长的速度超越了自然供给的能力，食物狩猎采集机制转轨走向人工栽培和畜牧。问题是，面对社会生活的逐步繁荣和精神需求的逐步提高，饮食用酒和祭祀用酒同时出现，在大量的酿酒和用酒需求中，供不应求的食物狩猎采集机制是否可以承受社会日益增长的各种需求，在人口的压力与酿酒的需求中，哪样才是农耕社会起源的主导因素，即粮食的规模化生产到底起源何时。这个问题首先有待解决。为此，加拿大考古学家海登（B. Hayden）提出了与农业发展的人口压力理论相左的竞争宴享理论（the competitive feasting theory）[8]，认为农业可能起源于资源丰富且供应较为可靠的地区，这些地区的社会结构会因经济富裕而相对比较复杂，于是一些首领人物能够利用劳力的控制来驯养主要用于宴享的物种，驯养这些物种的劳动力投入比较高，却是某种美食或可供酿酒，因此它们只有在复杂化程度比较高的社会中产生。在此之前，也有人提出过类似的见解。比如美国考古学家索尔（C. Sauer）在20世纪50年代初提出，农业不大会产生在受饥荒威胁的环境里，因为在饥馑阴影之下生活的人们，不可能也没有时间来从事缓慢而悠闲的试验步骤，用选择来改良植物品种。只能在天然条件非常富饶的自然环境里，人们才

玉米和其他谷物在史前期用于酿酒要比果腹更重要，酒类在富裕社会中的宗教仪式和劳力调遣中发挥着重要的作用。

能有相当大的余暇来尝试这种无法预料收成的栽培实践。此外，还有学者从社会内部来探讨农业经济产生的机制，认为农业起源的原因是社会性的，少数群体试图扩大资源消费来控制其他群体，刺激了粮食生产的出现。其实，早在1937年，我国历史学家周其昌先生也根据对甲骨文、钟鼎文和古文献的考证，认为远古时代人类的主要食物是肉类，农业的起源是为了酿酒，与上述竞争宴享理论不谋而合。

从目前的考古证据来看，长江下游的稻作栽培比较符合竞争宴享说。从距今9 000～7 000年的跨湖桥和河姆渡文化开始，人类开始栽培稻子，但可能不是用来果腹和解决饥馑问题，因为当时富裕的环境可以提供丰富的食物，稻子在人类食谱中的比例几乎微不足道。那么为什么当时不愁吃穿的人们要栽培劳力支出大、产量低的稻子呢？根据海登的解释，早期谷物的栽培很可能是用来酿酒的。他认为，像玉米和其他谷物在史前期用于酿酒要比果腹更重要，酒类在富裕社会中的宗教仪式和劳力调遣中发挥着重要的作用。在资源丰富的环境里，社群规模可以发展得很大，于是社会复杂化程度也比较高，宗教和宴饮活动必然发挥着重要的作用。

游修龄先生对《夏小正》经文的字数进行了清点和分类统计。经文共413字，除去12个月份的24字外，实得389字。其中天象、气象、物候、农事四大部分所占的字数及比例如下：天象，85字，占21.80%；气象，21字，占5.39%; 物候，173字，占44.47%；农事，72字，占18.50%；其他，38字，占9.76%。其中物候的比重将近一半，农事不到五分之一。在物候的173字中，属于动物物候的有36条，植物物候的只有14条。

游修龄先生认为，动物物候是狩猎时期产生的，植物物候跟着产生，动物物候多于植物物候，说明《夏小正》的古老性，那时生产结构中狩猎采集占很大的比重。

在这里，竞争宴享说和《夏小正》提及的食物品种，均可能暗示着祭祀无酒的《夏小正》时代属于一个农业尚不发达的人类发展时期，有关酿酒的需求与农业起源的学说有助于理解《夏小正》文本中酿酒农事或用酒祭祀信息缺失的真实意义。笔者认为:《夏小正》属于一个比商周更为远古的，或者物质匮乏的，或者酿酒工艺缺乏的，或者祭祀活动和酒尚无联系的，或者酿酒处于自然发酵与农业还是相互独立的口述时代。

六、出土文字信息中，记载了目前最古老的华夏祭祀事件与酒的关系

殷商是甲骨卜辞流传的文化时期，表现酒、酒与祭祀的内容俯拾皆是，表明华夏文明的文字记载中，从来就是将酒和祭祀作为主要事件表述的，试举例如下。

《殷契粹编》第190片甲骨:“丙午，翊甲寅酒皀御于大甲，羌百羌，卯十牢。”

《殷契粹编》第76片甲骨:“贞：来辛酉酒王亥。”

《殷契拾撰》第2片甲骨:“癸亥卜，争，贞：翊辛未，王其酒河不雨。”

《殷契佚存》第199片甲骨:“……辰卜，翊丁巳先用三牢羌于酉用。”

商周青铜时代的钟鼎器皿上的铭文，大部分就是祭祀和嘉奖的直接记载，青铜器的实用功能就是畅饮和美食盛器，当然

这种隆重的宫廷与贵族用具与大型祭祀活动相关，以至青铜器最终成为国家、政权和王位的象征。这方面的文献例子较为易得，在此我们采用2004年12月，美国《国家科学院学报》第101卷51期发表的以宾夕法尼亚大学教授帕特里克·麦克戈文（Patrick E. McGovern）的论文《中国史前发酵饮料》的两点结论作为依据[9]：① 分子考古学技术研究揭示了：距今约9 000年的河南省舞阳县贾湖文化遗址发现的世界上最早的陶罐内液态实物，含有醇类化合物，可被誉为“人类酒鼻祖”，其发酵原料可能是黍、蜂蜜和山楂的混合物；② 河南安阳等地发现的殷商和西周青铜容器中的液体残留物中已经不再含有蜂蜜和形成草酸类结晶的植物原料，醇类化合物是以短链为主，含有更多的乙醇类物质，接近粮食和葡萄类的发酵终端产品。

七、小结

从上述六方面的论证中，笔者以为，在狩猎采集社会中，农耕技术和酿造技术的起源是两个相对独立但背景类似的事件，促成酿造学或者酒的规模化生产的动因，即将酿酒从自然发生，转变为人工控制，到规模化生产的发展程式，与江晓原先生原创论证的天学理论类似[6]，主要是上层社会的需求所致。酿酒之道与问天之学都是社会上层掌握政权所需要的工具，是神灵、城邦、国家、帝王、贵族出现以后，或天地相通、或人神相接、或政权维持的技术支持之一。

即便如此，在没有酒味的《夏小正》里，我们照样可以从字里行间嗅出先人们问神通天的虔诚，哪怕它是远在一个酒精和祭祀尚未联姻的口述史年代。

注释：

①《山海经 · 南山经》：南山经之首曰鹊山。其首曰招摇之山，临于西海之上，多桂，多金玉。有草焉，其状如韭而青华，其名曰祝余，食之不饥……

《山海经 · 南山经》：又东三百里柢山，多水，无草木。有鱼焉，其状如牛，陵居，蛇尾有翼，其羽在鲑下，其音如留牛，其名曰鯥，冬死而复生，食之无肿疾……

《山海经 · 西山经》：又西八十里，曰小华之山，其木多荆杞，其兽多㸲牛，其阴多磬石，其阳多㻬琈之玉。鸟多赤鷩，可以御火。其草有萆荔，状如乌韭，而生于石上，赤缘木而生，食之已心痛。

《山海经 · 西山经》：又西三百五十里，曰天帝之山，多棕枬；下多菅蕙。有兽焉，其状如狗，名曰溪边，席其皮者不蛊。有鸟焉，其状如鹑，黑文而赤翁，名曰栎，食之已痔。有草焉，其状如共葵，共其臭如蘼芜，名曰杜衡，可以走马，食之已瘿。

②《山海经 · 中山经》：又西九十里，曰阳华之山，其阳多金玉，其阴多青雄黄，其草多藷萸，多苦辛，其状如橚，其实如瓜，其味酸甘，食之已疟……

《山海经 · 东山经》：又南三百八十里，曰葛山之首，无草木。澧水出焉，东流注于余泽，其中多珠鳖鱼，其状如胇而有目，六足有珠，其味酸甘，食之无疠。

《山海经 · 东山经》：又东次四经之首，曰北号之山，临于北海。有木焉，其状如杨，赤华，其实如枣而无核，其味酸甘，食之不疟……

③《山海经 · 中山经》：……东三百里，曰鼓钟之山，帝台之所以觞百神也……

参考文献：

［1］任继愈 . 中国科学技术典籍通汇［M］. 北京：科学出版社，2001.
［2］王毓瑚 . 中国农学书录［M］. 北京：中华书局，2006.
［3］李根蟠 . 最早的历书——《夏小正》［C］// 中国科学技术史 · 农

学卷 . 北京：科学出版社，1998.

［4］游修龄 .《夏小正》的语译和评估——与郭文韬先生商榷［J］. 自然科学史研究，2004，23（1）：64—74.

［5］夏纬瑛 . 夏小正经文校释［M］. 北京：农业出版社，1981.

［6］江晓原 . 天学真原［M］. 沈阳：辽宁教育出版社，2004.

［7］周膺，吴晶 . 中国 5000 年文明第一证——良渚文化与良渚古国［M］. 杭州：浙江大学出版社，2004.

［8］陈淳，郑建明 . 环境、稻作农业与社会演变［J］. 科学，2005（5）：34—37.

［9］李申 . 中国古代哲学和自然科学［M］. 上海：上海人民出版社，2002.

［10］Patrick E. McGovern. “Fermented beverages of preand proto-historic China”［J］. PNAS, 2004, 101(51): 17593—17599.

四、砭石“刺”病功夫外

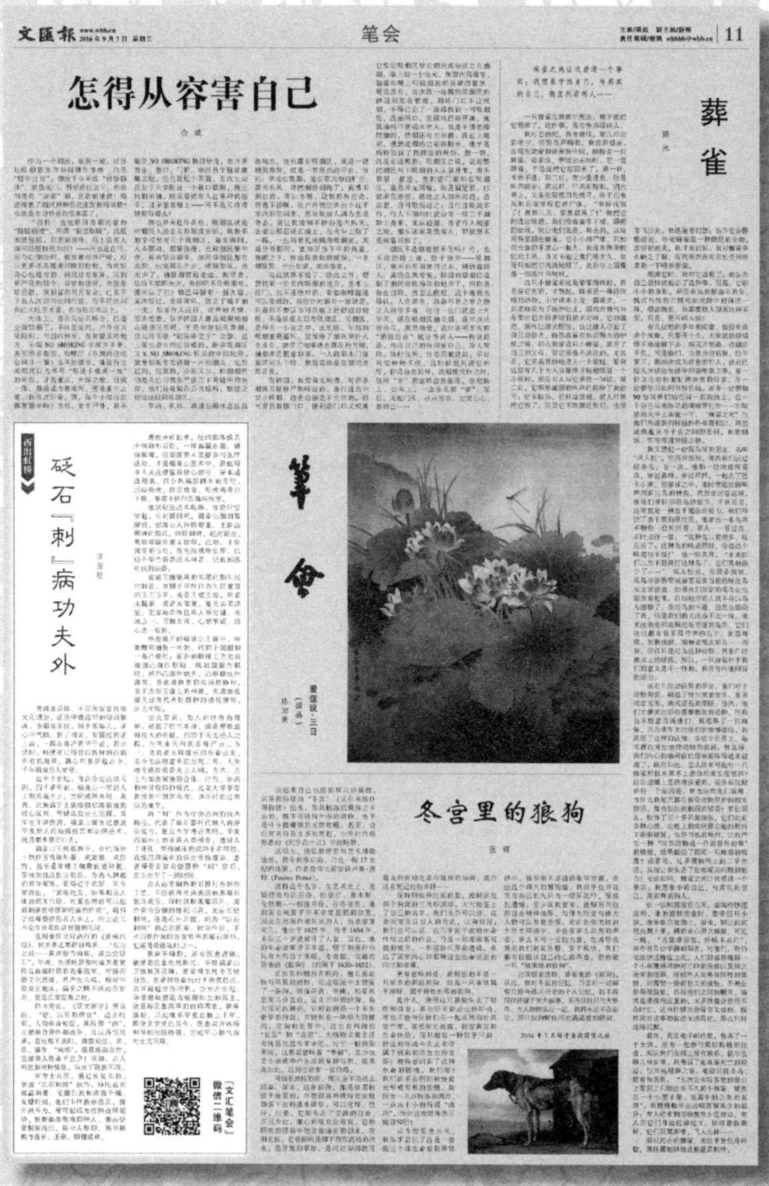

文匯報 www.whb.cn 2016年9月7日 星期三

笔会

11

怎得从容害自己

余斌

葬雀

陈冰

麻雀之死让我看清一个事实：我想象中的自己，与真实的自己，隔着两重人……

西出虹桥

砭石「刺」病功夫外

方晨晖

笔会

爱莲说·三日（国画） 陈家泉

冬宫里的狼狗

张辉

2016年7月写于圣彼得堡之旅

文汇笔会微信二维码

青浦重固镇，不仅保留着良渚文化遗址，还坚守着远郊的轻闲散淡。坐福泉茶馆，阅乡邻路人，多心平气顺。到了周末，有懂经的老上海，一路沿着沪青平干道，到此访旧，顺便还记得尝口新鲜的白鹤乡有机蔬果。满心欢喜穿越古今，千年福泉后人享受。

近半个世纪，考古论证达成共识：四千多年前，福泉山一带的人工制品高大上，文明成果亮丽、高贵，此地属于王侯级别部落领袖的核心区域。凭借这些出土证据，其实也不妨推测，福泉山诞生过惠及华夏后人的祛痛技艺和治病法术，就是要多费些口舌。

福泉山王侯墓葬中，业已面世十数件玉质锥形器，或素面，或纹饰，甚至通体精工细雕良渚神徽。笼统地视这批玉制品为先人佩戴的首饰项链，显得过于武断。有专家推论，“顶端钝尖，如果刺压人体的相关穴位，对某些病症可以起到刺激经络缓解病痛的作用”。将科学诠释强按在古人头上，听上去又不免有拔高良渚智慧的生硬。

部落要人直接参与医疗活动，才是福泉山医术中，最值得今人关注借鉴的核心部分。

查阅秦汉之际流行的《黄帝内经》，相关表述要舒服得多，“东方之域……其病皆为痈疡，其治宜砭石”。毕竟，生活场景和病痛类型更接近良渚时期的先秦医家，对新石器文化思维，易产生共鸣。相对中原发达地区，福泉之隅不仅远在东方，更是江南蛮夷之地。

作为旁证，《说文解字》更直白：“砭，以石刺病也。”远古时期，人均寿命短促，其所谓“病”，主要源自劳作和战争，且以外伤居多。若处理不及时，典型的红、肿、热、痛等“痈疡”，极易感染发作，直接索人性命于旦夕！须知古人所患的病种缓急，与当下迥然不同。

有方士巫医，通过反复实践，掌握“以石刺病”技巧，好比运用高温消毒、无菌引流和清洁干燥。关键时刻，他们不仅救治伤员，提升战斗力，更可能成为扭转战局弱势、拯救部落危难的神人。善石砭者脱颖而出，被众人敬仰，甚至拥戴为酋长、王侯，顺理成章。

理性分析起来，任何部落成员火烧锥形石砭，一样高温杀菌，破痈解痛。但部落要人直接参与医疗活动，才是福泉山医术中，最值得今人关注借鉴的核心部分。原本通透精美，仅少数高层拥有的玉砭，历经烧烤，终至质变，形成鸡骨白玉锥，暴露王侯行医施法线索。

尝试贴近法术现场，体验时空穿越，生死瞬间吧。福泉山脚烟雾缭绕，部落众人神情凝重，王侯法师演化招式，烧砭刺病，起死回生，其结局既庄重又信服。此刻，王侯拥有的玉砭，在先民精神世界中已经升华为敬畏法术神灵、记载部落礼仪的法器。

生死由天与医者尊严合二为一，是良渚玉锥提示的生命法则。至今无法随意来回生死二界，人类唯有继续敬畏天上人间。

良渚玉锥兼具的实用化和礼仪化特征，有别于同样作为礼仪重器的玉刀玉斧，或者玉璧玉琮。后者太脆弱，或者太笨重，毫无实用功能。但原始思维信奉人神交融，天地合一，万物有灵，心想事成，核心是一致的。

绝地通天的福泉山玉锥中，神徽雕琢抽象一些的，仅两个圆圈和一条凸横杠；复杂的雕琢工艺包括椭圆凸面作眼睑、线刻圆圈作眼眶、桥形凸面作额头、凸形横杠作鼻梁，是良渚典型的双目怒睁神。至于方形玉锥上的神徽，则遵循良渚玉琮等代表性器物的透视规制，法力无限。

由此看来，先人对疗伤的理解，超越了技术本身，或者更愿意将技术的贡献，归功于天无绝人之路。生死由天与医者尊严合二为一，是良渚玉锥提示的生命法则。至今无法随意来回生死二界，人类唯有继续敬畏天上人间。方术、方士与部落领袖的合体，疗伤、治病和神灵敬仰的程式，北京大学李零教授的《中国方术考》，详尽讨论过类似的细节。

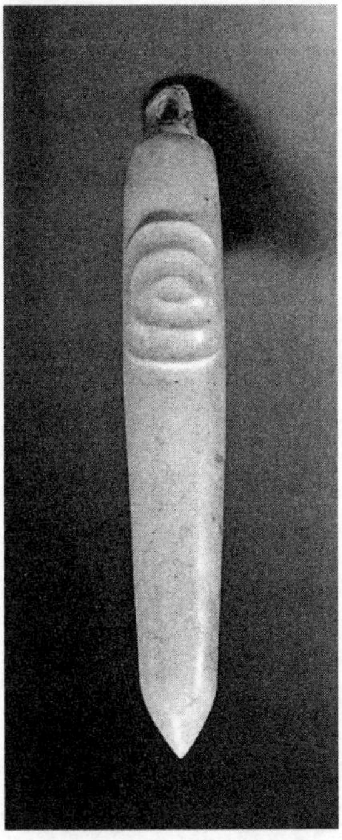

新石器时代的出土实物锥形器，含宗教、医疗和装饰等复合含义

将“刺”作为疗伤治病的技术路径，代表了新石器时代原始先民惊人的原创能力。复旦大学考古表明，华夏西部出土的多具人类颅骨，遗留人工开孔、穿颅减压的成功手术痕迹。孔缘四周遍布的新生骨质提示，患者

颅骨在被尖锐器物“刺”穿后，至少生存了一段时间。

古人运用娴熟的石器打击制作工艺，不但获得光泽美丽的黑曜石装饰美玉，同时获取黑曜石片，用作骨肉分割的锋利刀具。无论石砭刺病，还是石片开膛，均为“以石刺病”的远古医案。时至今日，手术刀制作依旧没有放弃黑曜石原料，它仍是最佳选材之一。

放弃不得的，还有医患逻辑。敏感的医患生死相托，早被福泉山玉锥触及灵魂。患者视生死为天地自然，医者将性命托付于敬畏信任，共同超越世俗功利。公元6世纪，孙思邈被塑造为栩栩如生的药王，就是将医患共同的信仰需求，供奉落地，以此维系华夏血脉上千年。即使今天医学发达，医患双方还得照样相托信赖着，方能平心静气面对生死天路。

原载2016年9月7日《文汇报·笔会》

按　语

砭石治病的疗效，与发酵饮品的药用性一样，都是人类医学起源中的意外。在人类文明尚无法认识自我，天、地、人混沌难辨的早期阶段，在处理身体不适、缓解病痛时，意识的控制和实物的运用，起着同等重要的作用。也就是说，巫、医结合的敬畏仪式，给患者与部落群体，均带来精神安慰。

上文谈及的酒和本节主角砭石，可以纳入考察原始先民对伤痛外治应用技术的起源探索，原始疾病的内治用品，即草本植物也值得聊一聊。本书的《人退马桥亦前卫》和《“佘”顶冠草遗余韵》，从不同角度深入阐述，可交叉阅读。草药原本就是食物链外延，是对日常食品功能的再诠释。至今，节气、衣食和民俗文化，在节日食品和饮品的娱乐中保留继承，若隐若现。

酒精在体内产生的幻觉，或者人体吸食草木烟雾产生的麻痹，或者体外刺激、热敷、按摩产生的愉悦，多少使得人体精神和生理压力获得释放。先人们从原始思维出发，由此主动探究酒精制取、草木种类、肌体穴位，是再自然平常不过的事情，智慧的萌芽开始启动。

与西方不同，中国草本植物汤药主张多味药效叠加，这样的思维与经验路径延续到当代，直接与现代科学的共同体规范格格不入。这一点，正是当下药物化学中，仪器分析难以纯化汤药成分，难以重构传统医药的痛点，即满足现代科学技术研究的前提，首先要求搞清分子结构，纳入可精准重复的思维模型。

西方两千年前就开始记载单味植物的药用功能，这就为西方科学分析的现代模型，提供了物质和技术可能，下述延伸阅读所谈的大白菜的食用与药用功效不是笑话，而是有着科学史依据的。

延伸阅读

古罗马的甘蓝信仰*

甘蓝学名*Brassica oleracea*，十字花科植物，有花椰菜（白菜花）、结球甘蓝（卷心菜、洋白菜、圆白菜）、芥蓝、西兰花（绿菜花）、苤蓝（擀蓝、擘蓝）等多个变种，原产英吉利海峡沿岸及欧洲大陆，原著民驯化野生甘蓝，长期种植，终成东西方餐桌上最流行的蔬菜之一。开洋玉版、蚝油西兰等中式佳肴，冷拌紫甘色拉、奶酪西红柿卷心菜汤等西式名品，都是由或紫色、或绿色、或白色的甘蓝家族姊妹当家。华夏历史上，前有孙思邈（581—682）的《千金食治》①称其蓝菜，陈藏器（713—741）的《本草拾遗》称其西土蓝，后有《中国蔬菜栽培学》称其包心菜、洋白菜。毫无悬念地说，甘蓝的古今汉名，披露了它的外来身份。

从史学研究的技巧来看，通过名字，比如食物的称呼所披露的一些原始的线索，从而切入史海来路，极地遨游，已经成为屡试不爽的入门法宝。比如西瓜来自西域，胡椒来自异邦。

---

* 摘自方益昉2009年3月平仄厅《南苑读书笔记》。

倒是试图论证大白菜也有西来基因，一时好像有些无法接受的顾虑。我国曾经有考古报道，距今 5 600—6 700 年的史前新石器半坡遗址中，出土了一个陶罐，发现其中有白菜籽。不过，据农史专家游修龄先生考证："中国新石器时代考古出土的作物遗存，见诸报道的，计有稻、粟、黍、大麻子、小麦、大麦、葛、甜瓜、葫芦、薏苡、菱、菽、菜子、芝麻、花生、蚕豆、莲子、桃、核桃、酸枣、梅、杏等……薏苡和菜子（十字花科）是否也属栽培作物，难以肯定。"②可见，华夏史前文明证据中，尚难建立原生白菜与东方文明的关联依据。

几千年后，汉字出现，有关白菜或甘蓝的记载就丰富多彩起来。汉代称白菜为"菘"，认为其始栽于春秋战国。南北朝时，"菘"成为南方最常食用的蔬菜之一。唐代出现了白菘、紫菘和牛肚菘等不同的品种，其时诗人韩愈云"早菘细切肥牛肚"。宋代陆佃的《埤雅》中说："菘性凌冬不凋，四时常见，有松之操，故其字会意，而本草以为耐霜雪也。"故有当朝词人苏东坡"白菘似羔豚，冒土出熊蟠"之句。元朝时民间开始称其为"白菜"。明朝李时珍在《本草纲目》中记载："菘性凌冬晚凋，四时常见，有松之操，故曰菘。今俗之白菜，其色清白。"清代食圣李渔称颂有加："菜类甚多，其杰出者则数黄芽，食之可忘肉味。"康熙朝大学士明珠之子揆叙在其《隙光亭杂识》中记莲花包头白菜，清初即有种植，原"产俄罗斯，状如中土撇兰，抽叶时莲形，上（康熙帝）尝煮食之，赐臣揆叙，甚烂而粘，此其少异于安肃黄芽菜者也"。

比较起来，甘蓝毕竟原产域外，有关甘蓝的最早详细记载，还是来自它的原产地欧洲大陆。成书于公元前 2 世纪的古罗马经典名著《农业志》(马香雪、王阁森译，商务印书馆 1986 年版)，详尽罗列了甘蓝的食用和医用细节，共计 18 项，涉及内、外、妇、儿各个病种，归纳如下：

[助消化](156 章)

甘蓝可以煮食或生食。如果生食，要蘸醋……如果你想在筵席上恣意吃喝，要在餐前随意吃一些蘸醋的生甘蓝，吃完饭再吃它五六叶，它就会使你像什么也没有吃过似的，而开怀畅饮。

[清肠胃](156 章)

如果你想荡涤肠胃上部，可取叶子最光滑的甘蓝四利布拉，分为三个等量的小把捆好。然后放一个有水的陶罐在火上，水一开始沸腾，就放一捆于其中片刻，使水停止沸腾。水又开始沸腾时，再放入其中片刻，数至五的时候将它取出来。第二捆以至第三捆均依同样做法。然后将它们放到一起捣碎，再放到布上，挤出约一赫明那的浆汁到瓦杯里。放一粒食盐以及扁豆和炸枯茗若干于其中，使有味道。将瓦杯置于晴朗的夜空下。准备饮用此剂的人应洗热水澡，喝蜂蜜水，空腹卧床。第二天清早饮浆汁，散步四小时，再从事工作，假如有工作的话。一恶心要作呕时，就要躺下，进行清泻。他会吐出很多的黄汁和黏液，甚至会使他自己惊讶哪里来的这么多东西。随后，一泻肚，他还得饮用一赫明那或稍多一些的这种浆汁。如果泻肚泻得太厉害，就取两贝壳细面粉倒入水中喝一点，泻肚就会停止。

[腹痛]（156 章）

但对腹痛为患的人，应将甘蓝浸在水里。浸透后放到热水中，一直煮到甘蓝熟透时，将水澄出，加盐，再略微加一点枯茗，还要在其中添加大麦粉和橄榄油。然后，稍微煮沸，倒入罐中，使之冷却，将病人想吃的食物切碎，撒到里面，食之。但是，如果他只能吃甘蓝，光吃甘蓝也行。如果他不发热，就给饮用十分少量的浓的掺水的红酒；如果他发热，就只给饮水。要每天早晨这样做。不要叫病人服用过多，不要使病人厌烦，要使病人自愿地吃。要使男女成人和儿童同样服用。

[便尿困难和尿淋沥]（156 章）

要取来甘蓝，放入沸水中，略微煮一下，使其半生不熟，然后将水澄出，但不是全部澄出。在其中加好油盐或少许枯茗，煮沸片刻。然后凉着喝尽这种熬出的汤，将甘蓝本身吃下，使甘蓝得以迅速消化。要每天这样做。

[药效总论]（157 章）

甘蓝具有促进身体健康的一切功效，并常常随着热、干、湿、甜、苦、酸而改变自己的性质，它生来具有融合所谓“七益”的一切性能。

[甘蓝的特性]（157 章）

首先是所谓光滑的一种，它个大，叶宽，茎粗，质坚，效能巨大。其次是卷叶甘蓝，称为“芹菜种”，不仅品种好，而且很好看，较之上述品种具有更大的药用价值。第三种也一样，叫作“娇嫩的甘蓝”，它茎细，柔嫩，是所有这些品种中最辣的，汁少而性最猛烈。首先要知道，所有甘蓝品种，在药用价值上没有一种像它这样的。

[外伤](157章)

将它贴在一切伤口和脓包上，会清除一切溃疡，并毫无痛苦地使之痊愈。它会使脓包成熟，使之溃裂，它会清洗化脓的伤口和恶性肿瘤，治愈任何其他药剂不能治愈的疮疡。但在贴用这种甘蓝以前，要用大量热水冲洗伤口表面。然后将甘蓝砸碎，一日贴敷两次。它将吸出全部脓水。黑疽，有气味，并流出肮脏的脓血；白疽，充满脓水，呈漏管状，在皮肉下面生脓。在此等伤口上，要擦这种甘蓝：它将使之痊愈。对这种伤口来说，它是最好的药剂。

[脱臼](157章)

一日用热水敷两次，贴上碎甘蓝，将迅速使之痊愈。一日贴两次，它将会止痛。挫伤溃裂时，抹上碎甘蓝，会使之痊愈。如果乳房长有癌肿疔毒，抹上碎甘蓝，会使之愈合。又，如果溃疡处不能忍受药剂的辛辣刺激，就掺上大麦粉，再照样贴敷。它将完全治愈这种疮疡：这是其他药剂不能做到不能清除的。男孩和女孩生了这种疮疡贴服碎甘蓝，也要加大麦粉。

[美味](157章)

为使你更喜欢吃，要浇上带蜜的醋。将它洗净，晾干，切好，调以芸香、芫荽和食盐，你就更喜欢吃它了。它将给你带来好处，不让任何有碍健康的东西在你身体里停留，使胃健康起来。如果在此之前，你体内有某种疾病，它会使之全部获愈，它将从头部和眼部驱除一切疾病，使之痊愈。应在每日早晨空腹食用。

[黑疸病]（157章）

如果你有黑疸病，如果脾脏肿胀，如果心痛，肝痛，肺或横隔膜痛，总之，它将治愈一切患病的脏腑。刮脂木于其中，甚好。因为当全部静脉由于食物而肿胀，全身不能喘气时就会产生某些疾患。胃脏一由于多食不能蠕动，如果你照我建议的，适当服用甘蓝，那就任何疾患也不会发生。

[关节疾患]（157章）

如果你食用切碎、拌芸香、拌芫荽、刮碎脂木、浇蜜醋并撒上盐的生甘蓝，那就什么东西也不会像它那样能够驱除关节疾患了。如果你食用了上述甘蓝，你的所有关节将活动自如。用此法治病不花任何钱，就是花点钱，为了健康也应该尝试一下。应在早晨空腹食用。

[失眠和老年虚弱]（157章）

要空腹给油炸的热甘蓝吃，稍微撒上些盐。病人吃的这种甘蓝越多，也就越会迅速地治愈这种疾息。

[疝痛]（157章）

将甘蓝彻底浸透，然后放入陶壶中，很好煮沸，煮好后将水倒出，加好油和少量食盐、枯茗以及细大麦粉。然后再彻底煮沸，煮沸后，倒入菜盘中，给病人食用。要尽可能不给面包吃，如果不行，就给病人一个不夹任何东西的面包泡着吃。如果病人不发热，要给他饮红酒，这会使他迅速痊愈。

［尿用］（157 章）

要保存常吃甘蓝的人的尿，加热，再让病人沐浴其中。用这种疗法，你将使病人迅速康复：这是经过验证的。同样，如果你用此尿给幼儿洗澡，他们的身体就决不会虚弱。要用这种药给视物不清的人抹眼，这样，他们会看得更好。如果头痛或颈痛，就用这种尿加热后热洗头颈：这将会止痛。如果妇女用这种尿热洗阴部，阴部将永不患病。要这样热洗：在大壶里将尿煮沸了，放在带有穿孔的椅子下面，妇人可坐于其上，要蒙上她，周围用被子围上她。

［清泻］（157 章）

野生甘蓝具有最大的效力。应将它晒干捣碎，如果你要让病人清泻，就让他在前一天戒食，早晨将捣碎的甘蓝和四凯亚图斯的水，给病人空腹服用。任何东西，就连藜芦和墨牵牛子树脂也不能清泻得这样好，这样没有危险，而且（要知道）有益于健康。你将用以治好那些你认为治不好的病人。要按下法进行清泻：让病人连续喝七天甘蓝汁。他想吃东西了，就给他干肉；如果他不想吃，就给他煮熟的甘蓝和面包；让他喝淡薄的、掺水的酒；要少沐浴，要擦油。用此法清泻的人，将享有长期的健康；如果不是他咎由自取，就什么病也不会发生。

[溃疡](157 章)

如果有人患恶性的或新的溃疡，可将水洒在野生甘蓝上，贴在溃疡处，就会使之痊愈。如有瘘，可将药丸塞入其中；如果塞不进药，就用水溶化，倒入一囊状物中，绑芦苇管于其上，然后使劲挤压囊状物，使溶液注入瘘中：这会迅速使之痊愈。一切新旧溃疡，贴上捣碎掺蜜的甘蓝，将会使之痊愈。

[鼻疽、耳聋](157 章)

将干的和捣碎的野生甘蓝倒在手上，移到鼻子附近，然后尽量用力向上吸气，三天内，鼻疽就会脱落。鼻疽脱落了，你仍须照样做几天，使鼻疽完全治愈。如果你耳朵微聋，要将甘蓝兑酒在一起研碎，榨出酒汁，趁温滴注到耳朵里：你将会发觉听觉会好许多。将甘蓝涂在恶性疥癣上，就会使之痊愈，而不形成溃疡。

[洗胃](158 章)

取一陶壶，添六舍克斯塔里乌斯的水于其中，并放入一块脚杆肉，没有脚杆肉，就放一块脂肪最少的重半利布拉的大腿肉，煮之，煮熟后放两个甘蓝根、两棵带根的甜菜、一个水龙骨幼芽、少量山靛，两利布拉蛤蚧、一条杜父鱼、一个蝎子、六个蜗牛和一把扁豆。要将所有这些煮成三舍克斯塔里乌斯的液体。不要添油。趁热从中取一舍克斯塔里乌斯，再添一凯亚图斯的科斯岛酒，饮之。稍事休息，再依同法饮第二次，然后再饮第三次，你就会很好地清泻。如果此外你想喝掺水的科斯岛酒，喝也无妨。上述如此之多的原料中任何一种都可以清泻肠胃，所以把它们合在一起就更有疗效了，而且味道很好。

在《农业志》作者马尔库斯·波尔齐乌斯·加图（也被称为大加图，Marcus Porcius Cato/Cato Major，前 234 年—前 149 年）生活的年代，《希波克拉底医典》已经问世，《黄帝内经》仅有雏形，尚未成熟流传，盖仑尚未出世，解剖学无影无踪，古罗马医学正处于四元素和七要素的阶段。

同一时期，中国较有影响的农学传世著作仅有《泛胜之书》、《吕氏春秋》四个章节等寥寥几篇；医学著作有《黄帝内经》，但目前认为它的成熟版本要迟至东汉时期方才确立。至于《神农本草》，传说的成分就更大了。开始记述甘蓝的文字，始见于南北朝时的《胡洽百病方》，该书记载："甘蓝，河东陇西多种食之，汉地甚少有。其叶长大厚，煮食甘美。经冬不死，春亦有英，其花黄，生角结子。子甚，治人多睡。"孙思邈《千金食治》等医籍一致肯定甘蓝的祛火消毒、有利胃肠的总体功能[3]，以为其"甘，平，无毒"，"久食大益肾，填髓脑，利五脏，调六腑"。陈藏器《本草拾遗》评价其功效更为广泛，并且建议泡酸菜的食疗效果，其叙述方法上与《农业志》比较接近，医食共源，"补骨髓，利五藏六腑，利苯节，通经络中结气，明耳目，健人，少睡，益心力，壮筋骨。治黄毒，煮作菹，经宿渍色黄，和盐食之，去心下结伏气"。治疗方法上已经归纳为：煮食或捣汁以内服，捣敷可外用。比如，治小儿赤游，行于上下，至心即死："杵菘菜敷之"（《子母秘录》）；治发背："地菘汁一升，日再服（《伤寒类要》）"；治漆毒生疮："白菘菜捣烂涂之"（《本草纲目》）。可贵的是，稍后的医家开始关注甘蓝类草

现代生物医学揭示，古代东西方先民对甘蓝的药性与食性认识，都有其分子生物学依据。

本的副作用和治疗禁忌：“气虚胃冷人多食，恶心吐沫”（《本草纲目》）；“鲜者滑肠，不可冷食”（《随息居饮食谱》）。

现代生物医学揭示，古代东西方先民对甘蓝的药性与食性认识，都有其分子生物学依据。花青素存在于红甘蓝（紫椰菜）中，具有抗氧化作用，能保护细胞免受自由基伤害；β-胡萝卜素在甘蓝类蔬菜的白菜中含量最丰，是重要的抗氧化剂，有助于减轻心脏病和某些癌症；甘蓝中双硫氢硫基有抗氧化作用，可以帮助对付致癌物质；叶酸是重要的B族维生素，有助减少癌症和先天缺陷发生，降低心脏病风险，可见甘蓝是一种天然的防癌药物。维生素C有助于强化免疫系统，预防感染，击退病毒，球芽甘蓝（小椰菜）所含的维生素C每一杯有97毫克，其他甘蓝类蔬菜每一杯只有23毫克，含量几近4倍；甘蓝含有能降低甲状腺功能的化合物，甲状腺病患者常吃生甘蓝菜有益健康。甘蓝嫩叶含葡萄糖芸苔素（Glucobrassicin）0.5%～0.9%，老叶为0.05%～0.2%。甘蓝中的含酚类成分黄酮醇、花白甙（Leucoan-thocyanins）和绿原酸、异硫氰酸烯丙酯、含硫的抗甲状腺物质，这种抗甲状腺物质在烹调加热以后即消失；甘蓝含维生素U样物质甚多，有治胃溃疡痛的作用。此外，甘蓝尚含多种氨基酸、甲硫氨基酸等。甘蓝叶（加热处理）应用于局部有刺激作用，可缓解胆疾痛。甘蓝种子中所含的挥发油，性质与芥子油相似，对细菌、真菌及酵母菌有抗菌作用。甘蓝中含有丰富的维生素C、维生素E、维生素U、胡萝卜素、钙、锰、钼以及纤维素。甘蓝是一种重要的护肝药品，主要针对脂肪肝、酒精肝、肝脏功能障碍等常见肝病，因为甘蓝的化学成分中含有半胱氨酸和优质蛋白，这都是协助肝脏解毒的重要元素。甘蓝还能刺激细胞制造对人体有益的Ⅱ型酶。在十大日常健康食品中，甘蓝在防癌和护肝方面功能遥遥领先，是目前医学界非常推崇的十字花科植物之一。美国科学家发现，大白菜中含有一些微量元素，能帮助分解同乳腺癌相联系的雌激素；大白菜中含有一种有机酸，能减少皮肤的衰老。为此，有人总结了甘蓝的十大保健作用：

一、甘蓝菜是一类强身健体的蔬菜。甘蓝是一个大家族，它有众多的姐妹，是一类最常见的蔬菜。甘蓝的成员有：绉叶甘蓝、卷心菜、球茎甘蓝以及花序甘蓝，比如花椰菜等。它们都有强身健体的作用，经常食用能够增强人的活力。

二、维护健康与增强免疫系统的功能。200 克甘蓝菜中所含有的维生素 C 的数量是一个柑橘的两倍。此外，这种蔬菜还能够给人体提供一定数量的具有重要作用的抗氧化剂：维生素 E 与维生素 A 前身物质（β-胡萝卜），这些抗氧化成分能够保护身体免受自由基的损伤，并能有助于细胞的更新。

三、治疗皮肤病。甘蓝含有丰富的硫元素，这种元素的主要作用是杀虫止痒，对于各种皮肤瘙痒、湿疹等疾患具有一定疗效，因而经常吃这类蔬菜对于维护皮肤健康十分有益。

四、防治肿瘤。芬兰的科研人员发现：在吃卷心菜的同时，再喝一杯酸奶，能够防治肿瘤的发生。因为卷心菜中的某种化学成分，经过发酵后对肿瘤细胞具有抑制作用。

卷心菜的姐妹如花椰菜、球茎甘蓝等也含有这种化学成分。

五、吃出好心情。甘蓝类蔬菜中含有的色氨酸是一种蛋白质成分，这种化学物质能够镇静神经，促进快乐激素样物质——5羟色胺的产生。此外，甘蓝类蔬菜中还含有微量元素硒，这种元素也具有提高人情绪的作用。

六、补充纤维素。凡是经常吃甘蓝类蔬菜的人，都能轻而易举地满足机体对纤维素的需求。这类蔬菜中含有的大量纤维素，能够增强胃肠功能，促进肠道蠕动，以及降低胆固醇水平。此外，经常吃甘蓝类蔬菜还能够防治过敏症，因此皮肤过敏的人最好把甘蓝视为一道保留菜。

七、矿物质与微量元素的来源。甘蓝含有丰富的矿物质与微量元素，其中的钾元素能够调节体内水液的含量，将体内的有毒物质及代谢废物排出体外，并能代谢掉组织间隙多余的水分；它所含有的大量镁元素，不但能够健脑提神，而且还能提高人的体能与精力；其中的铁元素能够提高血液中氧气的含量，有助于机体对脂肪的燃烧，从而对于减肥大有裨益。

八、消炎止痛。甘蓝类蔬菜同药物一样，能够减轻关节疼痛症状，并且还能够防治感冒引起的咽喉疼痛。因此，关节炎患者最好经常吃这类蔬菜，并且为了防止感冒引起的咽喉部炎症，在冬春季节感冒时，也应当经常吃甘蓝菜。

九、做菜时最好用橄榄油。因为甘蓝菜中几乎不含脂肪，所以在做菜时应用橄榄油。这是因为在这种不饱和油脂的帮助下，甘蓝中所含的各种脂溶性维生素才能够被机体吸收利用，从而打造出强壮的体魄。

对于甘蓝的珍惜，倒是东方民众更具智慧。

十、苗条身材。世界上的许多名模都喜欢食用甘蓝菜，因为她们知道这对于瘦身减肥很有好处。其中的原因是：每100克甘蓝只含有25卡路里的热量，并且所含的糖分也很低。因此甘蓝能够稳定血糖水平，人吃了这种蔬菜后也就不怎么感到饥饿，从而达到饮食减肥的目的。

对于甘蓝的珍惜，倒是东方民众更具智慧。明代以前，白菜主要在长江下游的太湖地区种植。明清时期，北方的不结球白菜（小白菜）得到了迅速的发展，而浙江地区则培育成功了结球白菜（大白菜）。由于大白菜往往在秋玉米收获后播种，初冬收成，产量大，但储存需要占地，所以收获期间集中上市使得价格非常便宜。从18世纪中叶起，在北方由大白菜取代了小白菜，产量也超过南方，华北与山东地区出产的大白菜，开始源源不断地沿京杭大运河销往江浙以至华南。大白菜耐储存，北方老百姓对它有特殊的感情。时令为难的日子里，大白菜是他们整个冬季唯一可吃的蔬菜，每户往往需要储存数百斤白菜，以应付过冬。在寒冷的冬季，气温低至零下5℃左右，大白菜也完全可以在室外堆储安全过冬，外部叶子干燥后可以为内部保温。如果温度再低，除了窖藏，腌制酸辣泡菜和菹渍酸菜，是东北地区流行的白菜储存方法。这项制作酸菜、腌菜的传统，早在2 500多年前的《周礼》中就以“七菹”命名，“馈食之豆，其实葵菹”，穷日子也有快乐的生存办法。如今，白菜除了演变出炖、炒、腌、拌各种做法外，几乎很少有人不对白菜猪肉饺子流连忘返，成为北方冬季的温馨标记；时尚一族则以为生食或鲜榨为最佳食法……凡此种种美食技艺，回流到西方，反被

唐代作为中国历史上最为开放强盛的时期之一，西来甘蓝集中出现在该时期的典籍中，成为一个引人注目的案例。

饶有兴致的西方人士称为“北京品种白菜”了。

唐代作为中国历史上最为开放强盛的时期之一，西来甘蓝集中出现在该时期的典籍中，成为一个引人注目的案例。大唐帝国、大食帝国、大秦帝国三雄鼎立，构建了公元 5—6 世纪的世界主要版图。通过西出阳关的丝绸之路，沙漠上逶迤悠扬的驼铃，不是带来了东来的商旅，就是送走了西去的贾客。与东西双方伴随而至的，除了千种万种的货殖，附加的信息和问题就是：谁创制和带来了这些精美的商品；制造和销售这些商品的人过着怎样的生活；制造这些商品的技术细节与关键；使用这些商品的方法与条件；为何需要使用这些新奇的商品；使用这些商品对已有的日常生活产生了哪些影响；商品被使用后发生了哪些变化与改良……林林总总，就构成了所谓的文化交流。

这个夏天，我心血来潮，开始在自家小院种上了不少品种的蔬果，眼看出芽、出苗、攀藤、开花，最后真正结出正果的，却只有黄瓜，可见我的种植照料水准。开始的几茬黄瓜，模样与口感俱佳，获得家人一致好评。四个星期以后，个头变小，只有原来的一半，发育速度减慢，原先隔日见长的，现在是三天不见动静，最后，手指粗的黄瓜大都发育不良，中途夭折，勉强长个的，也是奇形怪状，大头娃，哑铃状，细长尾，全部出场，等待我去收获。此时，离卖相最佳时仅相距 2 周，一次极短的生育时段。8 月初的纽约，极其闷热，周末的下午，我发现曼哈顿林肯中心的闹市，临时搭出了一个有机蔬果的市场，我信步逛去，喔，看来真正可以卖出高价的，就是我家的黄瓜的弟兄们了，自然，真情实在其中。

有机食品意味着表面粗糙的苹果以及满是虫子的芜箐、甘

就甘蓝而言，还是古希腊数学家毕达哥拉斯的结论最为平实：常吃这类蔬菜，人会变得精神饱满，身体健康，心情快乐。

蓝，这些食品只对那些离开土地的嬉皮士和城市极端分子有吸引力。

就学问而言，东西方交流史的研究焦点之一，在于挑战千年汉字概念上，误读“蛮夷”的傲慢与自大。就甘蓝而言，还是古希腊数学家毕达哥拉斯的结论最为平实：常吃这类蔬菜，人会变得精神饱满，身体健康，心情快乐。

注释：

① 本人笔记由《千金食治注释》和《食疗方笺注》两部分合订而成。它们是我国古代重要食疗专著，前者为唐代医学家孙思邈所撰。《千金食治》即是《备急千金要方》原书的第 26 卷，书中论述了日常生活里所食用的果、菜、谷、肉的性、味、药理作用、服食禁忌及治疗效果等。《食疗方》由元代营养学家忽思慧撰写。他曾任饮膳太医，管理宫廷的饮膳烹调工作，著有《饮膳正要》一书（3 卷）。《食疗方》是《饮膳正要》第 2 卷中“食疗诸病”一节的 61 个方子，分成植物类食疗方和动物类食疗方两个体系，保存了有益于补养身体，防治疾病，又简便易行的食疗方剂。

② 游修龄《中国农业通史 · 原始农业卷》第四章第五节。

③ 甘蓝功效：解热除烦，通利肠胃，治肺热咳嗽、便秘、丹毒、漆疮。

五、刀斧为王出福泉

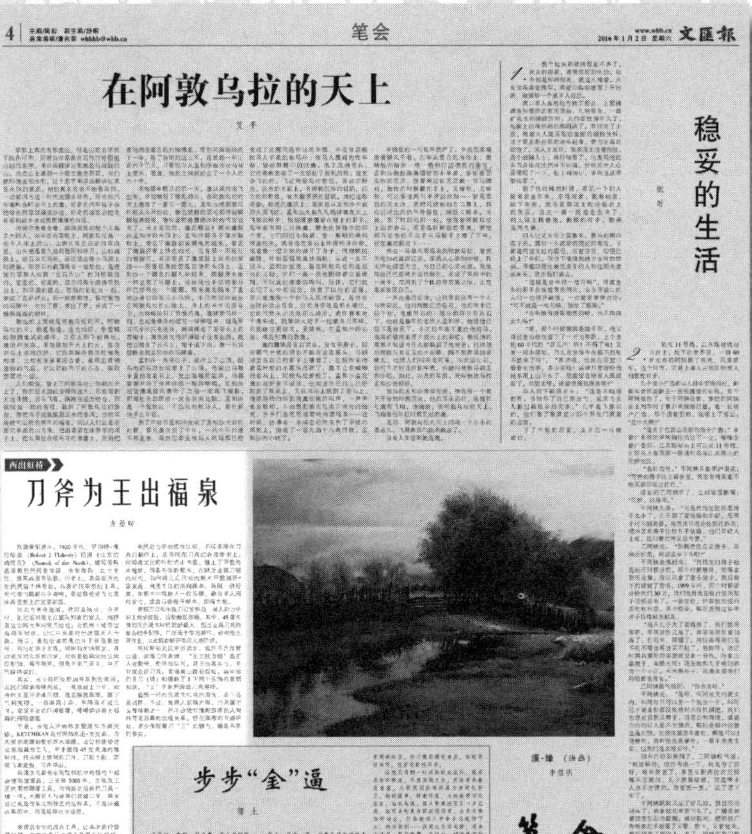
4 笔会 文匯報

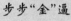

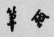

在阿敦乌拉的天上

艾平

稳妥的生活

西出虹桥

刀斧为王出福泉

步步“金”逼

笔会

[文汇笔会]微信二维码

回音壁

后生可慰

我偏爱纪录影片。20 世纪 20 年代，罗伯特 · 弗拉哈迪（Robert J. Flaherty）拍摄《北方的纳努克》(*Nanook of the North*)，描写爱斯基摩原住民捉鱼捕猎、生食海豹、灶火烹饪、建筑冰屋等场景。历史上，来自亚洲的先民凭借木棒、骨刺、石器、皮筏等原始工具，世代接力跨越白令海峡，奇迹般地成为北美冰海雪原上的定居部落。

对北方寒冷地域，我印象肤浅。少年时，见过送别黑龙江插队知青的家人，拥挤在宝山路火车站哭天抢地；珍宝岛的两军对垒，记忆中竟是对付冰雪的天人大战。所以，弗拉哈迪的黑白片于我是集结号：西出虹桥上北极，拥抱后世纳努克。身边资深的北极旅行家，对我暑假期间出征阿拉斯加，竭尽嘲笑。但我书呆又皮实，并不气馁终成行。

其实，当今的阿拉斯加并非到处寒苦。先民们探索海峡列岛，一晃成百上千年。先民动身时正值历史冰川期，适宜横渡海面。眼下气候变暖，一些海湾小岛，年降雪不过几寸。安居乐业的环境颠覆，慢慢销蚀勇士后裔的探险潜能。

人类历史上的“原始技术”，并非等同于“幼稚低级”。

于是，当地人开始热衷整理和表演民俗。Ketchikan 岛村民纳尔逊·杰克森，为大家示范雕制整根原木图腾。这位相貌接近远东后裔的艺人，双手握持 45 度夹角的橡树枝，枝头绑上锋利的刀片，刀起木削，即现飞禽走兽、花卉祥云。

我请杰克森先生浏览相机中的纽约大都会博物馆展品。公元前 3000 年，古埃及工匠使用的雕琢工具，与纳努克后裔的刀具一模一样。木雕匠人与徒弟们目瞪口呆，原来自己竟是传承文明技艺的活标本，不是珍藏在展柜中，而是延续在生活里。

发现活生生的远古工具，让本次旅行价值独特。唯物论者从生产工具看见阶级性，而科学文化学者更注重深植其中的人类智能基因。青铜发明以前，人类原始工具的来源有限，只能利用天然石块、石片和金属，或者植物躯干、枝丫、树皮，或者动物骨骼、牙齿、裘皮，作为制作工具的资源。

从新石器时代起，先民们改良工具制作，融入大量日常经验与实用技术，仔细分析已经出土的杰作，件件充满原创革新元素。从大历史视角观察，这些人工制品对社会进程的影响力，绝对不亚于当下的手机、电脑、互联网。

也就是说，人类历史上的“原始技术”，并非等同于“幼稚低级”。举例而言，被近代学者理论化的力学原理，早在独立起源的东、西方各地史前遗存中，就留下了认知与实践的物证。出土石刀背上，逐步出现有意开凿的受力肩胛。这种改良石刀有利于把手的捆绑，石刀不易脱落，也更适合手握工具着力使劲。同时，新石器时代工具体现着磨刀不误砍柴工的效率关系，精打细磨不仅为了美观，重点在于追求工效，视觉与高效在石

考古发现，新石器时期已出现颅外手术痕迹。解剖学依据是，出土颅骨被人工钻孔，孔缘有新生骨刺。

器上获得美学统一。

几千年前的石镰，刀刃上修琢锋利牙齿，而现代西式刀具，依然继承着它的基本外形。纽约大都会博物馆埃及展厅陈列着一把长寸余的制品，其刀刃崭新锋利，毫无使用痕迹，更像祭奠刀圣的神器。

类似的刀神，不断出现在余杭莫角山和青浦福泉山。良渚文化的大量饰纹玉刀，展示了宗教与社会力量，大大超出实用目的。“左杖以为仪耳”的形而上庄严场面，是远古社会的精神寄托，也是人格升华的实证。

远古先民对各类天然石质的理解，至今仍具有启发作用。当年用于皮肉分割的黑曜石刀刃，其锋利不亚于今日的钢刀，可能还被用作医疗工具。考古发现，新石器时期已出现颅外手术痕迹。解剖学依据是，出土颅骨被人工钻孔，孔缘有新生骨刺。这项生理指标暗示，病人术后生存过相当长的时间。如今，黑曜石作为天然玻璃，被医学器械专家视作制造眼科刀具的最佳原料。

先民对力学的感性认识，不仅表现在刀具的制作上，还表现在刀具的合理使用上。河姆渡文化的杆栏式小木屋，铺上了平整的木地板，而非并排的原木。在缺乏金属刀锯的时代，如何将几米长的原木平整剖开？答案是，利用木纹的纵向排布，每隔一段距离，在原木中线嵌入一枚石锲，最后多人同时发力，猛击石锲劈开原木，即得木板。

青铜刀刃和生铁刀刃发明后，前人的力学和工效学经验，后辈继续依赖。其中，45 度夹角的天然硬木树枝贡献最大，担当金属刀具的复合把手配件，广泛用于犁地耕作、砍树刨土等作业，从此将农耕开荒带入新阶段。

阿拉斯加先民来自远东，或许不乏良渚血脉，深得刀技真谛。“王左杖为钺”是古人对勤劳、彪悍的认可。君王的真实力，无非就是好刀具。看福泉山酋长权杖，由中间的玉刀（钺）和镶嵌了上下两个玉饰的直柄构成，“王”字象形源自刀具演绎。

盛极一时的良渚文化突然消失，原因至今还是谜团。不过，良渚人东遁大海，历来属于合理推测之一。我不会凭空推测良渚先人与纳努克后裔的血缘关系。但在高寒的大海深处，多少保留着刀“王”的魅力，确是不争的事实。

原载 2016 年 1 月 2 日《文汇报·笔会》

按语

不久前，媒体再次集中报道，3 500 年前黄河流域的殷商后裔，应该是目前为止最先踏上美洲大陆的文明部落。在美国新墨西哥州的阿尔布开克市，岩壁上发现了殷商代表性的甲骨文遗迹。阿尔布开克国家历史遗迹纪念碑建于 1990 年，集中了大约 24 000 幅大大小小的上古时代普韦布洛印第安人岩石雕刻遗迹。

近半个世纪以来，不断有考古学家和人类学家发现，南美洲的远古遗迹，从刻画，到雕塑，甚至语言，都包含残留着远东地区的文化迹象，当然北美地区距离亚洲大陆更近，爱斯基摩原住民的生物学联系，也与亚洲血脉更易相通。

以此次发现的阿尔布开克岩部分岩壁画为例，它已被证实是殷商甲骨文，不仅文字是甲骨文，其书写方式也效仿了中国古代从右向左的书写习惯，壁画上展现的祭祀品“狗”也是符合商周时期祭祀风格的。

亚利桑那州化石森林国家公园，发现了公元前500年左右的中国象形文字“象”；内华达州的拉夫林峡谷，发现了公元前1300年左右的中国象形文字；加州则发现了中国象形文字“五”和“船”。多元独立证据表明，早在约2 500年前，亚洲移民就在美洲生存发展。

纽约州宾厄姆顿大学哈伊姆·奥菲克教授《第二天性——人类进化的经济起源》一书，以两百万年为时间跨度，揭示了进化论虽然以自然选择为基础，却始终部分地依靠生物学以外的学科进步，包括经济学原理，也包括环境、气候、战争等一系列古今一致的人类社会内部因素。

在生物学的边界上寻找回答人类进化过程中的一些突出问题。例如，人脑容量的增加，是伴随人类生存环境的扩大而发生的。人类告别灵长动物，采用边走边吃的战略离别，其实就是经过狩猎、采集和火的驯化，一直到农业的发展，从经济学视角出发，生物的、社会的、交易的力量，都集中在一起，发挥作用。从这个意义上说，人类历史的迁移，也是一边旅行，一边开拓食物链的美妙生活，时尚一族天天幻想，却不易迈出第一步。我们比先人保守、落后多了去了。

旅行温饱途中，随身携带的工具是来自更加远古的第一要素。工具是人类文明的标志性符号，既含生存技术，也含医疗技术；既是杀敌武器，也是救命神器；既是劳动工具，也是权力标记。从人类迁徙的视角，观察技术起源和传承，其实就是观察医学的起源与认知。

即使仅仅考察近万年的人类发展，其中的辉煌，对后世的影响，乃至对当今的启发，都令人折服。史前草原民族创造的人文辉煌，必须作为科学史视野中的重点内容对待，而不能像传统中原中心论那样称其为南蛮、东夷、北狄和西戎而加以轻视。中原文明与外族均有交流，技术发明对健康知识的贡献，人类共通。

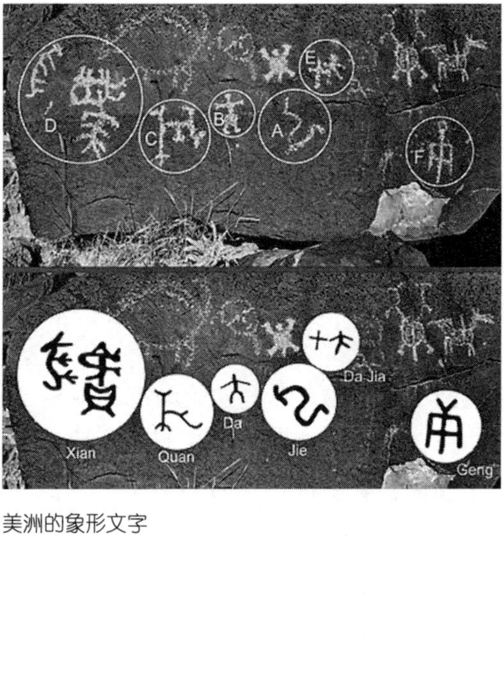

美洲的象形文字

延伸阅读

足下的生涯 *

法国当代著名哲学家贝尔·纳斯蒂格勒的成名作《技术与时间》延伸讨论了卢梭的理论，即技术是人类背离自身本性的根源。他小心地引用了两段人类学依据：1856 年，尼安德特人头盖骨化石的发现，确立了猿人的概念；1956 年发现东非人小容量头盖骨化石和大量石器并存，提示“东非人的形成并不起始于大脑，而是起始于脚”，有了“直立的姿势”。

一、脚痛的技术性本质

健康足摩业务（注意，我是谈严肃的足部按摩服务）落根纽约好几年了。当初华人业者模仿克隆国内同行，寄厚望于这份在华夏红火的商业模式，也能燃遍北美。现在看来，结局是惨淡的，面临很大的市场阻力（不见得是纽约华人消费者身性更加严肃的缘故）。

---

* 摘自《新发现》2010 年第 10 期，“砌灶煮鲜”专栏，http://www.sciencevie.cn/gb/article/201010/webpage/2010924921454061.htm。

就人类而言，脚痛，也称综合症候群，是一个人也跑不了、一次也不会少的先天性症状，足摩是目前较好的防治手段之一。人从娘胎落地后，脚痛症与生俱来，原因很明确，地球引力和人体重心的因果关系，在婴儿哇哇啼哭的一瞬间，就开始建立起来。这个时候，成人们千万不要单方面认为，婴儿的啼哭，仅仅代表了新生的喜悦和重生的欢呼。如果哪位婴儿功能特异，会立马说话，说不定首先就是控诉和上访，啼哭代表降临尘世的第一次抗议。

做一道简单的乘法题目就可以理解脚痛的成因及其解决方案的严重性。十几年内，婴儿的小脚，长到成年的尺寸，面积最多就是增加了 5—10 倍。但是，人体发育以后，体重突飞猛涨，增加起来没有上限。一般来讲，成人的体重是自身婴儿期体重的 20—30 倍；至于那些体重超标者，就请回家问问亲爱的妈妈，你的体积比出生时放大了几倍，我们不好意思在此公开个人私密。但是，无论面临上述哪种生理变化，我们的双脚都忠于职守，勤勉耐劳，“吃不消，还兜着走”。正如《裸猿》所言：“人类这种设计很平庸的哺乳类动物获得了非凡的成功，那是多么令人惊叹的故事。”

历史地来看，如果我们确实同意达尔文的观点，相信人是动物进化而来的产物，猿猴是人类的老祖宗，那么，复旦大学生命学院教授金力先生的团队，通过线粒体 DNA 多样性、常染色体和 Y 染色体微卫星标记、单核酸多态性等多种遗传标记和分型手段获得的测定数据和统计曲线，正好将脚痛的起源问题，将人种的起源节奏和迁移步骤，解释得相当合理。华夏原住民起源于 150 万年以前的非洲猿猴，并在 10 万—15 万年以前直立起来，

人类直立行走以后，双手被赋予劳动的重任，不再承受体重。双脚承受了全部的痛苦。

成为现代智人的一种。其迁移路径基本可以确定，从东南方向的广东一带进入，并逐步深入北方中原，一路走得好辛苦。

人类脚痛的先天问题，基本就是出现在这个时空环节。原本灵长类动物具备四个肢体，相当于现代人体解剖学定义的双手和双脚，共同支撑全部的躯体重量，即使重达 300 公斤以上的大猩猩，行动起来还是灵活自如，其身体重心位于四肢的对角交叉中点。这种精妙的设计，来自看不见的上帝之手，符合最佳的力学减负原则。

人类直立行走以后，双手被赋予劳动的重任，不再承受体重。双脚承受了全部的痛苦，重心沿着脊梁，直接降落在脚弓的中央。比较一下猿猴的脚掌和人类的脚掌，这道微微躬起的脚弓，就是为了适应人体的重心转移和行走努力，才慢慢形成的。日常生活中，如果这道弯弯的曲线发育不好的话，田径教练不但不会让你参加体育竞赛，还要你穿上一副定制的鞋垫，去进行适应训练，战胜自我。

最要命的是，先天不足还遇上后天的拖累。食物富裕带来的肥胖危机，寿命延长带来的骨质疏松，这两项进化冲击，是自然之神始料未及的。所以，脚底负荷问题雪上加霜，形成先天性隐患与退化性疾患的双重担忧。肥胖与缺钙使我们的脚部所有的骨骼、皮肤、浅筋膜、深筋膜、足底肌群、血管和神经，更加无法承受生命中最后的“重”。

在人类进化的过程中，寿命的平均年限，已经从史前的 30—40 岁，自然延伸到目前的 70—80 岁。分子细胞医学专家声称，要在本世纪内，把人类的平均期望寿命，通过生物工程的方法，再度人为地提升到 150 岁左右。面对现代生物科学家一厢情愿的种种许诺，比如喂你吃转基因食品，改良人体基因缺陷，提升人类期望寿命，与脚底日夜相对无言的身体另一端，也就是我们的大脑，很累、很胀、很恼火，诸如此类的科学成果和技术开发，果真是我们应该拥有的宿命、值得享受的日子吗？

人足有 26 块骨骼、33 个关节、20 条肌肉和 100 多条韧带和肌腱，外加无数的血管和神经。假如一个小到脚痛的生理问题，至今还缺乏有效的配套解决方案，那么，且慢推动人类整体的生物进化工程。所谓科学人士，最好后退一步，小坐片刻，思考一下生命科学的研发意义。这项终极的重心测量，可能比改善人体的重心问题，更加成为一桩当务之急。否则，即使到了过期生存的那一天，我们也只能坐在轮椅上胆战心惊，因为可以想象多少老年性疾病行将再来。

二、“足摩”的被动性和主动性隐喻

其实，相对于理论物理学的精密性、IT 技术的实用性，目前生命科技的研发水准，可以说是相当幼稚。比如说，有关奶粉的优劣标准和生理效用，邀请几十位“专家”，可以导致几十种结论。所以也就不难理解，目前无法出台根除“脚痛”的一步到位的整体解决方案。但是我们不能否认，人类还算智慧的动物，为脚痛及其生理问题创造了“足摩”这一缓解方案，维持着双脚的功能良好。

我们无法确认被动“足摩”起源何时。由于人类的历史长达三百万年，耕种吃粮的历史只有一万年，文明书写的历史只有几千年，如果将整个过程压缩，用我们可以感知的 24 小时来

穿鞋的本意是保护足部。物理分析的结果显示，行走过程中，鞋主要在为主人实施主动性“足摩”。

分析，其实我们的智力，仅仅隐约了解一天中最后几秒钟内发生的光景。所以，先民们劳作一天以后，是否在篝火旁互相按摩，对诸如此类的温馨场面的猜测，不过反映了我们感恩的复古心愿。“足摩”捏紧了百年流传的记忆，也继承了代代相授的技艺。

张艺谋在中原晋城的四合院里，于大红灯笼高高悬挂的背景下，营造了一整套捏脚的规矩、捶脚的浪声和洗脚的隐喻，对那几房养尊处优的太太来说，已经大大超越了脚部筋骨的释放需求，性爱的意淫和人性的解放，全部被导演拿来作为一次“足摩”的精神分析。

不过这样的话题过于沉重，还不如回到普通人家。小孙女为老奶奶敲背捏脚，这些天天发生的人情世故里，小姑娘每每无法理解的，就是奶奶的大人之脚，为啥比自己的还小，而且形状怪异。缠足作为“足摩”的反动，束缚了汉人几百年，无非为了满足男人的自以为是，假如女人的双脚退化到三寸，三从四德便在“纤纤作细步”上全部体现，汉族男人怜爱“玉笋纤纤嫩”的心理背景，导致无数唐伯虎向往“腰边搂，肩上架，背儿擎住手儿拿”的变态性爱。倒是身为夷族的太后慈禧，为汉人女子争取了最后一项权利，解放被绑架的金莲，释放天足的人权。

穿鞋的本意是保护足部。物理分析的结果显示，行走过程中，鞋主要在为主人实施主动性“足摩”，或者说，“足摩”迈入自动化阶段的一个转折性标志。但是，当人类对于鞋的多样性痴迷上升到一定的复杂程度，自动“足摩”的特征，不知不觉地陷入缠足的危机，天足最终的沦陷，各种各样的鞋子成为

文物证实了，皮靴不过是草原民族的骑术装备，是刺激马匹飞奔不息的工具而已。

束缚和绑架天足的帮凶。

还是回到先民一路走过的山山水水。他们尽管足底茧厚，却丝毫没有减缓进化的脚步。如今依然生活在云南省金平县海拔几千米上的远古“百濮”遗民，这些自称“莽人”的弟兄们，负重百十来斤，双腿粗壮有力，赤脚奔走如飞。苗族的汉子，与我们是同祖同宗的百越先民的后裔，如今依然可以赤脚走在刀刃上，千万不要忘却，那是我们曾经共同拥有的特技。对这些人类兄弟而言，穿鞋只是退化了的双脚的装甲，不是他们的享受。在我们童年的记忆中，哪个不是把鞋脱得精光，不惜招致父母的责怪，因为只有童年，大脑皮层尚且保留了人类童年的青葱记忆。

相信先民也遭受人类进化的脚痛之苦，不过，缚一双草垫，拖一对木屐，就足以按摩足底，这些实物依据，在良渚先民的遗物中，还保留了数千年前的样板。亚热带雨林中的民族，穿拖鞋是他们一年四季的传统。圣雄甘地，从英国留学回来后，毅然赤脚拖鞋，祭起非暴力的大旗，挑战西方的殖民统治，同时挑战西方的文明同化。相信他已经彻底觉悟，西方传来的皮鞋与西方入侵的制度一样，自由与解放，从脱鞋开始。所以，日本银座的大街上，至今流行木屐。

2010 年初，沟通东西方大陆的草原之路上，亚美尼亚共和国境内，出土了一双 5 500 年前的皮靴。文物证实了，皮靴不过是草原民族的骑术装备，是刺激马匹飞奔不息的工具而已。草原上的先民清楚地知道，血汗骏马的蹄子上，敲上一副铁掌，就像人类添加一双草鞋或者木屐，就足以奖励马匹驰骋腾飞。人类另一位伙伴，已经被训练成为奋战在危险前沿的搜救犬，

足疗科（Podiatry）在美国已有上百年的历史，跨越了太平洋，足科发展却是步履维艰。

工作的时候倒是乖乖地套上了皮靴，作为防止外伤的保护层。

三、足医制度设计中体现人性关怀

脚痛不是病，疼起来真要命。

母亲从博览会归来，整整一天的站队等候，脚痛加剧，却不知该去何处就诊。没有出血，外科不收；没有扭伤，伤科不收；没有骨折，骨科不收；没有血管肥大，血管科不收。在她养老的城市里，具备了国内最好的医院，脚痛起来的时候，居然没有下脚之处。我好意劝告，“去洗脚店泡泡吧”，把她老人家吓了一大跳，这哪是她光顾的地儿，平时绕着走，还怕惹一身臊呢。

足疗科（Podiatry）在美国已有上百年的历史，跨越了太平洋，足科发展却是步履维艰。原因罗列起来，有一大摞。

首先，患者方面：

（1）缺乏足疗科的概念。鸡眼、脚垫、疣、脚气、灰指甲等常见足疾，一般找个钎脚师傅，在路边买点鸡眼膏，贴上就完事了。

（2）生活质量所求不高。脚上有些不爽，既不影响吃，也不影响喝，就选择忍耐。有条件的主，晚上泡泡脚，第二天醒来，还是照样该干嘛干嘛。

（3）受制于收入有限。温饱问题刚刚解决，人们更关注的是，预留一些钱，以防肿瘤和心脑血管方面的疾病，没有余钱关照足部健康。

其次，医院方面：

（1）由于医学院没有足科教学，医院也没有设置足科治疗，足疾患者常常只能请皮肤科和骨科医生顺便关照处理。

（2）一般医生对足病认识不足，即使鸡眼和脚垫，很多医生对其形成机理以及治疗原则也不了解，措施难以让患者满意。比如，患者足底跖骨头下方脚垫疼痛，骨科手术通常只是简单切除脚垫，而没有矫正局部骨骼的畸形，结果反而导致术后疼痛加重。

（3）综合医院对足病关注不够。大医院看重大手术，嫌足部手术既麻烦，又不赚钱，一些医生对足部的手术，根本不屑一顾。

（4）医院把有些足部手术归类为矫形手术。因此，医保对此不予支付医疗费，限制了患者及时就诊。

再次，医保方面：

（1）医疗保险只负担重大疾病的费用，一些小的疾病，尤其牵扯到矫形方面的手术，保险公司不予报销。

（2）制定医保政策的官员，基本都配备了小车和保健护士，足部疾患相对较少。日常工作中，医患矛盾、医药矛盾、误诊问题、红包问题，管都管不过来。脚痛还来凑热闹？多一事还不如少一事吧。

相反，美国的足科医生不仅相当普遍，管理机构还有意建立同行良性竞争机制，对广大的足疾患者而言，这倒是增添了选择的机会。

20 世纪 90 年代中叶，纽约州为针灸从业人员提供执业许可考试，这是几十年来数代针灸专业工作者，不分种族和国籍，共同弘扬华夏古老医术的成果。要知道，在针灸故乡，中医是否科学的话题，一再被知识精英嘲弄，这门技艺都快被抛弃了。而纽约州却在大力提升针灸的影响力，执业资格获得者：① 马上可以向卫生行政部门申请独立的行医许可；② 马上可以通过医疗保险机构，为患者申请医疗费用的补贴；③ 马上可以在商业性媒体中，公开介绍针灸特色服务内容。

老蔡年近半百，这下时来运转。毕业于内地一所中医学院的老蔡，苦于英语和医学基础较差，移民美国后，一直无法通过全美临床执业医生考试。也就是说，任凭你有天大的临床经验，也没有资格在美国完成住院医生的训练过程，所以不可能在美国执业行医。老蔡继承了延续百年的家传特色医术，悬壶济世的祖传基业，眼看就要毁在他的手里。为了糊口，老蔡平日混迹于唐人街的杂货铺，向店主租借五尺柜台，一边为华人诊脉辨苔，一边为患者配伍售药，每逢执法临检，他就声称食药同源，柜中草药均属烹饪配料，予以搪塞。检查人员明知有诈，但也只按重金属含量等食品卫生标准予以管理，大家躲猫猫，生活在底层的百姓，尚且留着一条活路。

针灸执业测试启动后，中医专修人员的命运发生了根本性变化。针灸师们走出唐人街，到优质医保拥有者的富人区开业，那里是金矿的所在地。这里的富婆们多数超重、缺钙、骨质疏松，主诉脚痛。她们听说针灸镇痛后，足科医生挡不住富婆的纠缠，针灸诊所转来不少就诊患者。这些富婆患有代谢病、退化病和老年病，足科医生治不得，老蔡又如何治得？老蔡唯一的治疗原则，就是摆平富婆，释放脚板。他将东方文化与针灸治疗联手，燃香炙艾是秘诀。在烟香淡雅、佛经道乐、灯光昏睡的环境下，富婆隔三岔五跑来静养 2 小时，双脚自然轻松了

海外医学界的共识是，在经典学院派西医防病治病措施之外，有必要强调“补充医学”的概念（comprehensive medicine）。

许多，于是爽气地刷卡，签名，下回见。

目前，海外医学界的共识是，在经典学院派西医防病治病措施之外，有必要强调“补充医学”的概念（comprehensive medicine），引进自然疗法、整骨疗法、按摩疗法、针灸疗法。悉数纳入各种传统技艺、天然草本植物，符合营养保健的理念，则可以按食品卫生标准管理。所以，医疗制度的完善，最终应考核其是否形成了一个负责任的管理体制，是否建立了以疾病为中心的人性化机制。

20 世纪 90 年代起，针灸的发源地在规范管理的名义下，按学历证书与考试成绩，对几百万医护人员实施临床执业许可证制度。此时，权力有了堂而皇之的寻租空间，平时一再强调的国情差异，也就不再是个值得严肃对待的问题。资格证书急于和国际接轨，国民收入低下和医疗资源缺失，则不用接轨，也可夺路狂奔。那些自古以来崇尚悬壶济世、救死扶伤经典美德的传统医学后人，通过拜师学艺，获得独门特技，在“许可”一刀切下后，受伤最重，成为华夏千年历史上，首批遭遇“非法”行医的替罪羔羊。中药房里，不见了坐堂郎中；乡间民巷，找不到赤脚药箱。十几亿人吃药，幻想仅靠一种模式几口锅，害苦了芸芸众生。结果是，无知官员无所畏，百姓受益几十年的三级医疗防治体系，毁于一旦。

这项医改十几年试验下来，医院不满意，医生不满意，患者不满意，倒是贩药代理很满意，制奶企业很满意，食品商家很满意。事实摆在那里，问题聚在那里，医政官员想表示满意也不敢满意。那就只好大张旗鼓地宣布，新一轮医改又将开始。

人生数十载，健康哪里经得起被那些官员折腾个十来年。路还在前面延伸，就先救救自己的脚吧。在足疗科出现之前，我只能向老妈建议，脚痛自疗，胜于治疗。每晚改变自己的睡姿，右腿压左脚，左腿压右脚，可以舒筋活血。与生俱来的毛病，与生俱来的自救，聊胜于无罢。

如今的女人追求新款的高跟皮鞋，男人也开始崇尚高帮皮靴，这些额外的文明标记，完全回避了皮鞋只是特殊用途的技术装备的事实，置脚痛于不顾。我们有待达成如下的共识：防治脚痛的关键，在于全民放足，抛弃皮鞋；人类理应享有光脚的权利。这样的倡议或许会招致鞋业老板的追杀，反正我光脚的不怕穿鞋的，走着瞧。

六、古方新酿枫泾黄

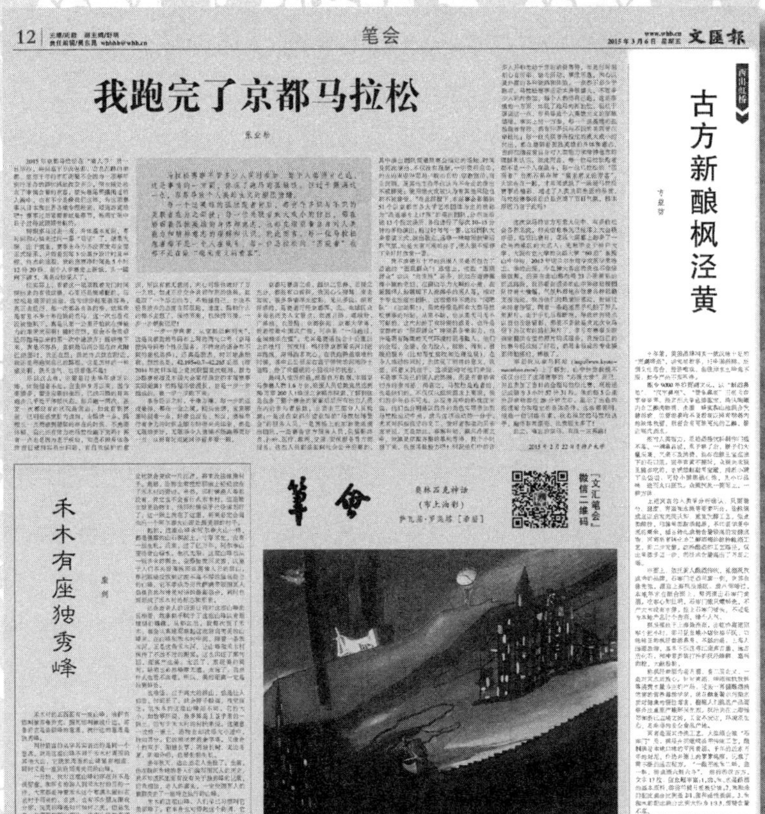
12 笔会 文匯报

我跑完了京都马拉松

古方新酿枫泾黄

禾木有座独秀峰

爱情这个"魔鬼"

笔会

文汇笔会 微信二维码

莫将"乱写"作"才气"

十年前，美国酒肆叫卖汉味十足的“贾湖啤酒”，讲先祖故事，打中国招牌。所谓文化搭台，经济唱戏，老外也学得紧，但彼岸水土毕竟不服，如今产品不知所终。

距今约9 000年的贾湖文化，以“制酒鼻祖”“汉字鼻祖”“管乐鼻祖”三祖共存享誉学界。经宾州大学色谱鉴定，确认陶罐内含乙醇类物质，由黍、蜂蜜和山楂混合发酵而成。但贾湖遗物不及殷商以降青铜器的液体残留，后者含有更浓更纯的乙醇，接近现代酒水。

相对人类智力，原始酒精饮料制作门槛不高。一则寓言说，果子熟了后，猴子们大量采集，又来不及消费，就存在猴王宝座底下的石臼里。来年青黄不接时，众猴央求猴王搞点吃的，老猴想起甜果宝藏，正呈一泓清冽。猴王指派小猴下去尝尝，可怜小猴胆战心惊，先小口品味，进而大口狂饮。众猴恍然大悟，此乃琼浆玉液也，一醉方休。

上述寓言的人类学分析确认，只要糖分、温度、容器和水源等要素巧合，佳酿偶成足以启发先民认知、重复发酵工艺。

千年的活水万年的封泥，作坊井圈上的累累绳痕，记载了剪不断的远古秘方。

此类猴派酿技，归属果类甜酒起源，不代表华夏中原将粟米、稻谷转化成糖含量较高的发酵底物，再将后者转化为乙醇的淀粉酿酒工艺，即二步发酵。淀粉酿酒的工艺路径，仅比果酒多迈一步，实际上技高万里。

市面上，依托前人酿酒传统，重塑现代成功的品牌，石库门老酒可算一例，究其血脉先祖，源自上海枫泾地区。腊八粥喝过，本地年末应酬台面上，照例摆出石库门黄酒，价格不算便宜。吃客心知肚明，石库门像只螺蛳壳，不产大米没有水源。挂上石库门噱头，不过是为本地产品讨个吉利，捧个人气。

枫泾镇位于上海最西面，出虹桥高速驱车个把小时，方见当地小店价格平民、口味纯正的枫泾黄酒真身。不解的是，上海人远道旅游，基本不识这尊江南真古董、远古活化石，却冲着乔装打扮的枫泾蹄膀、嘉兴肉粽，大献殷勤。

称枫泾黄酒为老古董，有两层含义。一者是对其水质放心。针对黄酒、啤酒和软饮料等消费水量为主的产品，过去一再提醒酒精危害的营养毒理学家，现在侧重警示污染水质对健康的慢性毒害，挑选产品要格外注重原产地环保生态。枫泾夹在上海远郊和浙江边境之间，工业不发达，环境原生态，自然是难得的安全食品产地。

再者是叹其传统工艺。大型酒企被“石库门”后，枫泾乡间继续沿用传统工艺，酿制满足本地口味的平民黄酒。千年的活水万年的封泥，作坊井圈上的累累绳痕，记载了剪不断的远古秘方。“一酿用粗米二斛，曲一斛，得成酒六斛六斗”，细拆西汉古方，文字 17 枚，信息极为丰富：① 曲、米、水是酿酒的

西汉至清末的两千多年中，华夏虽具制酒工艺，却一直够不上科学层面，关键是微生物知识不发达，欠通透。

基本原料，酒曲可提升粗粮价值；② 米和曲的配比混合比例是 2∶1，菌种活性很弱；③ 米和水的配比混合比例大约为 1∶3.3，酒精含量不高。

曲米配伍是华夏酿酒的秘诀精华，在几十天发酵过程中，霉菌和酵母的混合曲种，连续发动两轮生物化学反应，酶化分解有益人体的糖、醇、维生素、生物活性因子等养分。由史学家而不是科学家，概念明确地记载的酿酒古方表明，最迟在西汉，酿酒已成华夏农副产品深度加工利用的成熟行当。

从“罢榷酤官……卖酒升四钱”的记载，可推知汉代酒价为粮价两倍。汉代成酒分类，满足不同需求，“泛者，成而滓浮泛泛然，如今宜成醪矣。醴，成而汁滓相将，如今恬酒矣。盎，成而翁翁然，葱白色，如今臜白矣。缇者，成而红赤，如今下酒矣。沈者，成而滓沈，如今造清矣”。酿酒、饮酒之风南下边陲，广州汉墓出土施釉陶制提梁筒，盛满琼浆，器盖赫然标注“藏酒十石令兴寿至三百岁”。

遗憾的是，西汉至清末的两千多年中，华夏虽具制酒工艺，却一直够不上科学层面，关键是微生物知识不发达，欠通透。清代《调鼎集》酒谱中，记载医酒、剪酒、兑酒、听酒和牺酒等经验，就是应对出品质量不稳定，时需扭转发酵危机的应急预案。

最终，千年酿酒演化，只得以酒头师傅经验为准，升入个性化的艺术境界。各地特色酒味繁复，即使一家作坊的四季出品，也各有名堂不同，严谨些称天人合一，糨糊一点就叫入乡随俗。

由于工艺不稳定，作坊流行的上层敬畏，更营造了酿制神秘化，催生些宗教与哲学的意思，《齐民要术·造神曲并酒》有全景描绘：“七月取中寅日，使童子着青衣，日未出时，面向杀地，汲水二十斛……团曲之人，皆是童子小儿，亦面向杀地，有污秽者不使。不得令入室近……祝曲文：东方青帝土公、青帝威神，南方赤帝土公、赤帝威神，西方白帝土公、白帝威神，北方黑帝土公、黑帝威神，中央黄帝土公、黄帝威神，某年、月，某日、辰，朝日，敬启五方五土之神……神之听之，福应自冥。人愿无违，希从毕永。急急如律令。祝三遍，各再拜。”

从市场的视角设计，乡间酒坊要是重演上述程序，则酒乡枫泾的寻古路，倒有机会成为窥视失传文化的化石之旅。

原载 2015 年 3 月 6 日《文汇报·笔会》

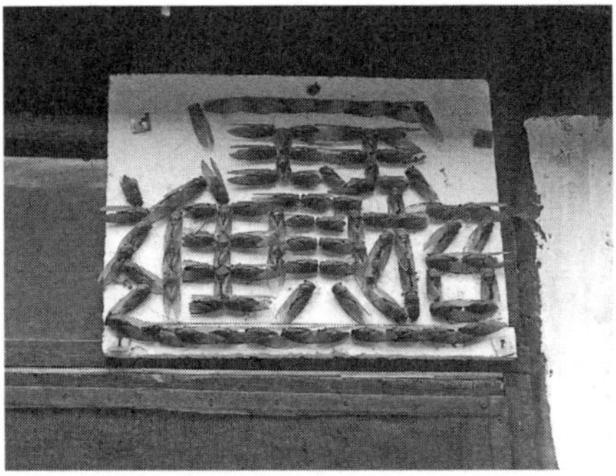

招“蝉”进宝，枫泾民俗

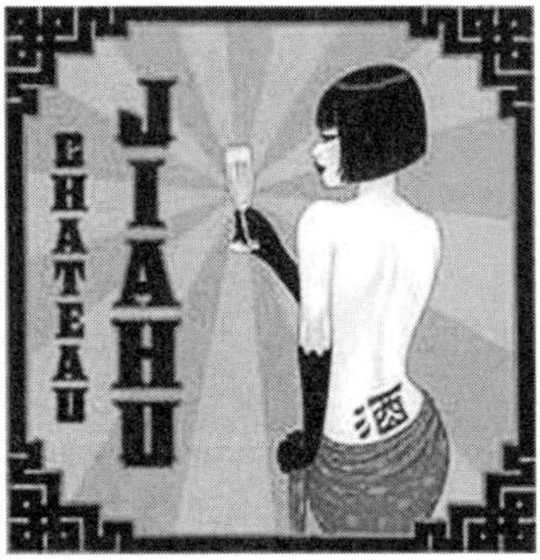

贾湖啤酒商标

按 语

2012年，《中国科学技术通史》的选题编辑会议，在上海交通大学出版社大会议室召开。全国科学技术史学科中的各路执鼎腕儿云集，100个选题需要分配认领。结果，我被要求执笔食、酒、茶三个篇章。

编委会分配我撰写这几项内容，大致有以下几个考量：我是生物医学出身，营养毒理学背景知识，有助我写出新意。数年前，我又恰好投资过沪上一家著名的餐饮企业，以文化为内涵，市场表现良好，而且作为技术与文化的融合样本，被选送2010年的上海世博会现场营业。当然，在此之前，我已经写过不少有关饮食烟酒的科学文化内容，给主编们留有正面印象。

民以食为天！聊起这项天大的事，只要会说话的，恐怕都能讲上一段，发表一番议论，这样的口语记录下来，当然不成文章。我翻阅过几乎所有大家，主要是作家撰写的吃喝主题，包括文汇笔会上的短文，从街边小吃，到红楼夜宴，与学术要求的饮食科技相差太远。文化与科技毕竟是两码事，融合科学与文化，是要以科技为基础的，仅靠游戏笔墨容易露馅。

所以，在我的酒事篇章中，文化只是过场，考古学、人类学、生物化学和生理学知识概念成为主打内容，难怪2016年《中国科学技术通史》正式上市后，有学者发表专业论文，全面评论了这项出版工程中的所有类型文章，专门指出我的工作，“完全脱离了一般编史学的叙述性语言或科技史研究成规，颇有几分改造传统技术史研究的野心”（潜伟:《中国科技史杂志》2016 年第 2 期）。我是当好话来笑纳上述评语的，也自认野心存焉，偶尔也狂妄一回。

延伸阅读

“二步发酵”

——中国式酿酒的技术含量*

有关发酵饮品起源的研究，我们不妨通过一则流传甚广的外国寓言，开始破解其中蕴含的人类学往事。秋天，森林里的果子熟透了，猴子们兴高采烈，大量采集。它们来不及消费，最后只能将甜得发腻的桃子、李子、梨子等各种山中美味，全部集中储存在猴王宝座后面，那里有个温润干净的石窟。接下来的日子里，饱食终日的猴群四处狂野，早已忘了猴王的宝库。

* 摘自方益昉:《中国古代制酒与民俗》，原载《中国科学技术通史Ⅳ · 技进于道》，总主编江晓原，上海交通大学出版社 2015 年版。标题为选入本书时所加。

等到来年青黄不接时，一个个饿瘪了肚子的猴子，央求猴王想想办法，填饱肚子。猴王这才想起身后的甜果宝藏，此刻那里已经成了一泓清冽。猴王指派小猴先去尝尝，饿昏了头的可怜蛋，一开始还是胆战心惊地小口品尝，最后居然大口狂饮起来。此刻，猴群恍然大悟，此乃琼浆玉液也，于是跳将下来，一饮而尽，最后个个瘫软在宝座四周。

对这则外国寓言进行技术分析，不难发现原始先民对基本发酵饮品的认识，是基于糖分、酵母菌和温度[①]，这些工艺要素存在于大自然中，只要机缘契合，便会产生自然发酵，形成佳酿。这种直接从自然环境中复制改良的工艺，代表了以葡萄酒为主要饮品的西方酿酒技术的进步与发展历史[②]，工艺流程如下所示：

高葡萄糖发酵底物 + 酵母菌 + 外部环境 = 乙醇

但是，上述三个要素无法诠释中国制酒工艺，即不能复制中原先民以五谷等非葡萄糖原料为主，酿制美酒的技术路径。主要工艺区别在于，华夏先民必须首先掌握将粟、稻等主粮转化成葡萄糖含量较高的发酵底物，然后再在葡萄糖转化乙醇的工艺保证下，获得美味琼浆，即所谓的二步发酵法。最新考古证据表明，早在 8 000—9 000 年前，中原先民已经开始部分利用低糖分的碳水化合物，酿制发酵饮料。也就是说，我国古代先民的酿制技术，大大超越了当时中亚、欧洲和非洲地区人类社会对于酿酒制作的一般认识水平与技术高度。以下所示为酒精饮料的二步发酵工艺：

“五谷”+霉菌+外部环境=高葡萄糖发酵底物+酵母菌+外部环境=乙醇

即：

“五谷”+酒曲（霉菌与酵母菌的混合物）+外部环境=乙醇

20世纪80年代中叶起，距今约9 000年的河南省舞阳县贾湖文化遗址被发现，它是淮河流域最早的新石器文化遗存。2001年6月，贾湖遗址被确定为全国文物保护单位。遗址出土了世界上最早的陶罐内液态实物，它被誉为“人造酒鼻祖”，与被称为“汉字鼻祖”的贾湖画符、“管乐鼻祖”的七音阶骨笛一起，使贾湖成为享誉世界的三祖共存文化遗址。但是，“人造酒鼻祖”这一发现，直到1999年出版的《舞阳贾湖》现场考古学报告，并没有被提及。因为按照当时我国考古界的技术手段，还无法在第一时间发现与确认陶器内容物所遗留的惊人史实。

贾湖遗址位于舞阳县北舞渡西南1.5公里的贾湖村东，沙河与泥河之间的冲积平原上。贾湖遗址呈不规则圆形，东西长275米，南北宽260米，面积约55 000平方米。1983年至2001年，河南省文物考古研究所和中国科技大学在此发掘7次，遗址的中部有一条南北向的护村堤，把遗址分为东西两部分。但是至今遗址西部边缘还被压在村庄下，有10余户村宅位于遗址西部的重点保护区内，仅有2 000余平方米已被科学发掘过。堤东为大片农田，靠近护村堤东侧部分文化层已遭到破坏。

贾湖陶罐的内容物基本可以确定是混合原料发酵而成的酒饮料，其发酵原料底物可能是黍、蜂蜜和山楂的混合物。

商周遗存的液体残留物中含有更多的乙醇类物质，接近粮食和葡萄类的发酵终端产品。

2004 年 12 月，美国《国家科学院学报》发表了以宾夕法尼亚大学博物馆教授帕特里克·麦克戈文（Patrick E. McGovern）为主的中美合作论文《中国史前发酵饮料》[③]。此前，宾州大学博物馆在国际远古出土酒类研究上，积累了 25 年的学术基础，一直领先同行。它们运用气相色谱仪、液相色谱仪等仪器，将远古出土酒的考古学研究，推进到了分子学的技术层面，有关伊朗和土耳其出土的史前酿制液研究成果，都已公开发表。《中国史前发酵饮料》一文依据贾湖遗址提供的标本，对出土陶罐内容沉淀物展开研究，同时平行分析商周青铜器内容物，作为对照标识。结果发现，贾湖遗存时代约为公元前 6600 至公元前 6200 年，商周遗存约为公元前 1250 至公元前 1000 年，贾湖陶罐的内容物基本可以确定是混合原料发酵而成的酒饮料，其发酵原料底物可能是黍、蜂蜜和山楂的混合物。河南安阳等地发现的殷商和西周青铜容器中的液体残留物中，已经不再含有蜂蜜和形成草酸类结晶的植物原料，其中的醇类化合物以短链为主，含有更多的乙醇类物质，接近粮食和葡萄类的发酵终端产品。

遗憾的是，本来这场历史性的科研合作为国际学界寄予更多的期待，最后却不欢而散，其主要原因在于商业利益的介入，以及合作双方对国际联合研究规则的认识偏差。尽管如此，贾湖酒的科学证实与商业复制，无疑也从另外的视角，确认了中国远古发酵技术的历史地位。

早在汉代，刘安的《淮南子》就记载：“清英之美，始于耒耜。”“清英”又作清醠、清酿、清盎、清酒。耒耜之时，即尚未到达青铜时代的社会发展阶段，其下限在殷商前期。上述现

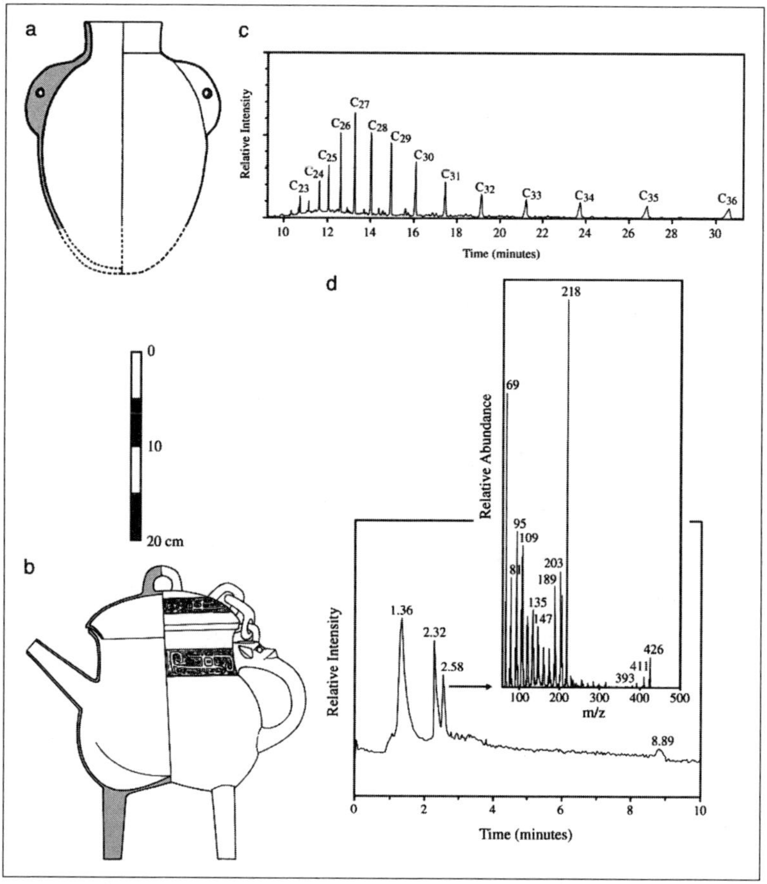

远古发酵残留物化学分析

a：新石器时代贾湖陶罐内残留物。b：商代—西周青铜器内残留物。c 与 d：气相色谱 / 质谱分析和液相色谱 / 质谱分析，均显示发酵同类化学物质存在。

代人类学与考古学数据显示，中国远古先民可能早在进入成熟农耕社会以前，就初步掌握了发酵饮料的制作技术。问题是，远古先民何时开始有目的规模化地种植加工粮食酿酒，还有待综合论证。最新考古发现表明，最迟在 12000 年以前，华夏先

华夏先民规模化制酒的源头，不妨从农耕社会和原始宗教两条线索开始探寻。

民已经拥有了稻谷种植技术[4]。华夏先民规模化酿酒的上限，当在农业文明发展到一定程度，或者拥有大量的粮食储备的历史性时代降临之后。而商周时期大量有关酒类的文献记载与实物证据，可以作为中国制酒技术全面成熟的下限。此间任何时空，都有可能触发中国制酒技术规模化的形成。所以，华夏先民规模化制酒的源头，不妨从农耕社会和原始宗教两条线索开始探寻。

首先，由于制酒业属于大规模粮食加工，在早于农耕社会的狩猎采集社会中，华夏先民即使掌握了原始制酒技巧，也未必具有大规模酿酒的能力，其原因在于原料的限制和需求的约束。因此，讨论制酒的起源，离不开讨论农耕技术，包括农耕社会的形成。也就是说，到底是农业的发展，粮食的富余，导致了规模化制酒行业的出现；还是社会对酒精饮料的巨大需求，促进了农耕技术的发展和粮食生产的扩张，是值得探讨的课题。

有关农业起源的主流观点，历来有人口增长的速度超越了自然供给的能力，结果导致食物狩猎采集机制转轨走向人工栽培和畜牧的说法。问题是，面对原始社会生活的逐步繁荣和精神需求的逐步提高，饮食用酒和祭祀用酒同时出现。在大量的酿酒和用酒需求中，供不应求的食物狩猎采集机制是否可以承受社会日益增长的各种需求，在人口的压力与酿酒的需求中，哪样才是农耕社会起源的主导因素，即粮食的规模化生产到底起源何时？

加拿大考古学家海登（B. Hayden）提出竞争宴享理论（the competitive feasting theory），他的观点与农业发展出于人口压力的理论相左。竞争宴享理论认为，农业可能起源于资源丰富且供应较为可靠的地区，这些地区的社会结构会因经济富裕、文化发达而相对比较复杂，首领人物能够利用劳力的控制来驯养主要用于宴享、祭祀的物种，驯养这些物种的劳动力投入比较高，却可提供实现上述宴享、祭祀的美食或美酒。海登认为，早期谷物的栽培很可能是用来酿酒的，像玉米和其他谷物在史前期用于酿酒要比果腹更重要，酒类在富裕社会中的宗教仪式和劳力调遣中发挥着重要的作用。在资源丰富的环境里，社群规模可以发展得很大，于是社会复杂化程度也比较高，宗教和宴饮活动必然发挥着重要的作用。竞争宴享理论的结论是，农业只有在复杂化程度比较高的社会中产生。类似的观点，此前也有人提出过，比如美国考古学家索尔（C. Sauer）在 20 世纪 50 年代初提出，农业不大会产生在受饥荒威胁的环境里，因为在饥馑阴影之下生活的人们，不可能也没有时间来从事缓慢而悠闲的试验步骤，用选择来改良植物品种；只能在天然条件非常富饶的自然环境里，人们才能有相当大的余暇来尝试这种无法预料收成的栽培实践，从而满足超越温饱需求的精神目的。此外，还有学者从社会内部来探讨农业经济产生的机制，认为农业起源的原因是社会性的，少数群体试图扩大资源消费来控制其他群体，刺激了粮食生产的出现。其实，早在 1937 年，我国历史学家周其昌先生也根据对甲骨文、钟鼎文和古文献的考证，认为远古时代人类的主要食物是肉类，农业的起源是为了酿酒，与上述竞争宴享理论不谋而合。

农耕技术和酿造技术的起源是两个相对独立但背景类似的事件，促成酿造技术成熟，或者制酒规模化的动因，即将酿酒从自然发生，转变为人工控制，到规模化生产的发展程序，主

酿酒之道与问天之学一样，都是社会上层掌握政权所需要的工具，是神灵、城邦、国家、帝王、贵族出现以后，或天地相通、或人神相接、或政权维持的技术支持之一。

要是上层社会的需求所致。研究发现，酿酒之道与问天之学一样，都是社会上层掌握政权所需要的工具，是神灵、城邦、国家、帝王、贵族出现以后，或天地相通、或人神相接、或政权维持的技术支持之一⑤。

注释：

① 对非洲多汞部落的人类学考察，发现了新的原始酿酒证据。妇女们将粟米泡到水里让它发芽，将芽磨碎，再把芽浆煮熟、过滤。在赶集的那天早上，再添加上酵母，它将糖转化为酒精。差不多到下午一点的时候，发酵的酒已经可以喝了，但酒精浓度不高。太阳下山的时候，大部分的酒已经被喝光，很多村民摇来晃去地回到家里。但只要还剩下最后一滴酒，一些村民就会在集市上溜达，激情洋溢地参与越来越流利的讨论，直到半夜之后才回家。[美] 斯蒂芬佩恩:《西非假面舞者——多汞部落》，高飞译，华艺出版社 2005 年版，第 160 页。

② 古罗马政治家、演说家、历史家和农学家马尔库斯·波尔齐乌斯·加图（Marcus PorciusCato），又称大加图（前 234 年—前 149 年）的名著《农业志》中，详细记载了当时欧洲的葡萄酒加工过程，这一技术论述被另一位古罗马学者瓦罗（前 116—前 27 年）的名著《论农业》第 54 章所证实:“（二十三节）要做好收获葡萄所需要的准备工作。遇雨天要刷洗容器，修补筐篮，给需要的酒桶涂石脑油；购置篮子，修补篮子，磨面粉，买咸鱼，腌吹落的橄榄果，要及时采集杂种葡萄，采集工人饮的未熟先摘的葡萄。每天将干葡萄清洁地、平均地分装在酒桶中。必要时，要在新酒中加入四分之一的葡萄汁，加入的葡萄汁应从未被人踩过的葡萄中熬出，或在一库拉斯酒中加入一磅半盐。如果你加入大理石粉，一库拉斯酒加一磅；要将它放在水罐中，和葡萄汁混合，然后将它放入酒桶中。你如加松脂，要研磨得很碎，一库拉斯葡萄汁中加三磅，然后放在篮子里，将

篮子悬在葡萄汁桶中；不断摇动它，使松脂溶化。一放入浓酒或大理石粉或松脂，就要在二十天内经常搅和，每天压榨。第二遍压榨的二等葡萄汁，要分装并平均加入到各自的酒桶内。（二十四节）希腊葡萄酒应照以下方式做成。要采摘完全成熟了的阿皮齐乌斯种葡萄果，每一库拉斯葡萄汁加入两夸德兰塔尔陈海水或一斗纯盐。如果使用的是纯盐，要把盐放在小篮中，让盐在葡萄汁中溶解。如果你要做微黄的酒，就要放入一半微黄酒，一半阿皮齐乌斯酒，并加三十分之一的老浓酒。如果你要煮浓任何葡萄酒，要加入三十分之一的浓酒。（二十五节）葡萄成熟采集的时候，要首先供家人食用。要注意采集完全成熟的和干了的葡萄，不要使酒丧失名誉。要用网床或为此准备筛子每天筛选出新鲜的葡萄皮。要将它们放在涂石脑油的酒桶或酒槽内用脚踩实，命人将它们封好，冬天喂牛吃。如果你愿意，可从中渐渐泡一些，让它成为奴隶们喝的次酒。”在随后的 104 节至 115 节，加图进一步记载了葡萄酒的盐度调节、芳香处理、长期储备、涩味变甜、去除异味、测定浓度、制作地方特色酒和治疗用酒的方法。

③ Patrick E. McGovern, Juzhong Zhang, Jigen Tang, Zhiqing Zhang, Gretchen R. Hall, Robert A. Moreau, Alberto Nunez, Eric D. Butrym, Michael P. Richards, Chen-shan Wang, Guangsheng Cheng, Zhijun Zhao and Changsui Wang “Fermented beverages of pre-and proto-historic China” PNAS December 21, 2004 vol. 101(51): 17593-17598, 0407921102 PNAS.

④ 一系列考古学证据表明，湖南道县玉蟾岩遗址出土了 12 000 年前的 5 粒炭化稻谷；浙江余姚河姆渡遗址出土了距今 7 000 年的稻谷；湖南澧县彭头山遗址出土了 9 000～7 800 年前的栽培稻；河南舞阳贾湖遗址出土了 9 000～7 000 年前的稻谷；湖南澧县八十垱出土了炭化稻谷，年代可达 10 000 年以上；浙江萧山跨湖桥遗址和浦江上山遗址也分别出土了距今 9 000 年前到 10 000 年以上的稻谷。考古学家不得不追问：稻作起源，何处是摇篮？但在时间上，华夏农业萌芽出现在距今 10 000 年以前，是毫无疑问的。陈淳，郑建明：《环境、稻作农业与社会演变》，《科学》2005 年第 5 期：第 34—37 页。

⑤ 江晓原：《天学真原》，辽宁教育出版社 2004 年版。

七、东土白菜西土蓝

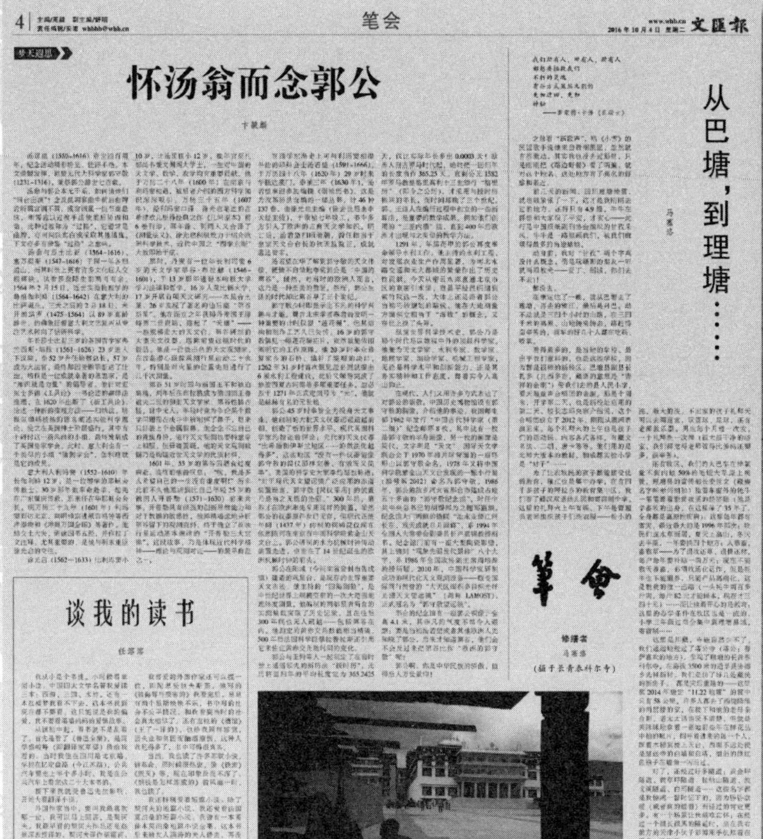
4 笔会 文匯報

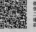

梦天遐思

怀汤翁而念郭公

谈我的读书

从巴塘，到理塘……

笔会

西出虹桥

东土白菜西土蓝

文汇笔会 微信二维码

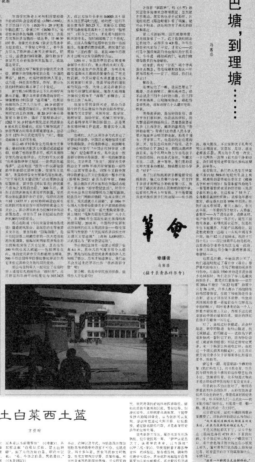

甘蓝表亲有哪家？大白菜是也！即沪版老话黄芽菜。当年越界徐家汇，就算上海县境内，蒲汇塘里自留地横七竖八，躺在眼下港汇广场位置。脚踏车再往西爿爿半只钟，西郊公园未曾到，途经程家桥生产队，就够小赤佬们野了。躲进田秧头，偷摘西瓜、番茄、胡萝卜。运气差一点，洋山芋、大白菜，终归会有的。

沪人与生鲜蔬果直面的场景，如今要高速驾车一小时，方可成真。近郊的青浦白鹤，暖棚集聚，农人路边设摊，叫卖南美草莓、西域葡萄，也欢迎下田采摘。可惜平日里摊多客少，只剩老一辈东方明珠青龙塔，自顾自伫立河沿招呼四方客船，仪态万千送迎习习唐风。

唐代胡商不远万里，当然不甘空手云游来到中国。满船满仓的进口胡货，抵达松江府青龙镇，自然也有慢慢扎下根的。比如开篇交代的少年时光恶搞对象，都是外籍后裔，只有大白菜身份最具争议。距今五千年前的西安半坡遗址，曾经出土过形迹可疑的白菜种籽。

两千多年前，医食同源的文明概念，在东方和西方学界，灵犀相通。东西方对草本医药的原始思维，并无明显的逻辑性差异。

其实，东方和西方的农技交流，远比我们设想的要先进，也更频繁。农史专家游修龄老先生统计过，我国新石器时代农作物遗存包括稻、粟、黍、大麻子、小麦、大麦、葛、甜瓜、葫芦、薏苡、菱、菽、菜子、芝麻、花生、蚕豆、莲子、桃、核桃、酸枣、梅、杏……其中不少品种，西方驯化得最早。

近年来，由于花青素保健被推崇，以致甘蓝高大上地摆上台面。土生的白菜看似借光，殊不知盛名更加久远。汉代称白菜为“菘”，始栽春秋战国。唐代起培植白菘、紫菘和牛肚菘等品种，紫菘者，即甘蓝也。“早菘细切肥牛肚”，韩愈诗中赞誉过。

节日至，城市花坛常用各色包心菜妆点，乃用其特点“菘性凌冬不凋，四时常见，有松之操，故其字会意，而本草以为耐霜雪也”(《埤雅》)。苏东坡还称：“白菘似羔豚，冒土出熊蟠。”到了元代改称白菜，明代《本草纲目》记载：“菘，今俗之白菜，其色清白。”

美食家李渔大概是吃腻了天下美食，“菜类甚多，其杰出者则数黄芽，食之可忘肉味”，为此皇上也来凑趣。莲花包头白菜，清初即有种植，原“产俄罗斯，状如中土撇兰，抽叶时莲形，上（康熙帝）尝煮食之，赐臣撰叙，甚烂而粘，此其少异于安肃黄芽菜者也”。

西方对紫菘、撇兰、甘蓝家族的早期记载，很俗很医学，一点不文艺。古罗马《农业志》罗列了18项有关甘蓝的食用、医用细节，涉及浑身上下各种不适。这种记录方式，与恰逢西方推崇理性思考的萌芽阶段密不可分。也就是说，两千多年前，医食同源的文明概念，在东方和西方学界，灵犀相通。东西方对草本医药的原始思维，并无明显的逻辑性差异。

在西方，甘蓝被认为助消化、清肠胃、止腹痛、利便尿、治外伤、复脱臼、祛黑痘、通关节、抗失眠、镇疝痛、疗溃疡、清鼻疽，简直包治百病，类似华夏医药中甘草的百搭功效。而甘蓝作为蔬果的美味与果腹等基本食料功用，文中一笔带过，实属小菜一碟。

依赖甘蓝治顽疾，确不靠谱。但甘蓝中所含花青素抗氧化、防衰老功效已被科学证实，是类似屠呦呦受到古代记载启发，发明青蒿抗疟的探索路径。诸如此类的先祖原创记载，看似幼稚，实则漫长艰难。文明萌芽点滴积累，技术突破瞬间爆发。时下鼓噪创新可以复制，原创有望通过大师开班，论坛教授，试图通过捷径巧取，有悖人类历史法则。

就先秦厨艺而言，虽然也发生在汤锅里，但毕竟技高一筹。“伊尹以亚圣之才，选用神农本草，以为汤液。”（《甲乙经・序》）华夏庖厨善于将各种食料、药料配伍，复合成汤剂，调和溶化的多元成分，其生化作用超越甘蓝等孤军独斗的单味模式，逐步接近后世道家探索丹炉、近代科技探索化学的路径。至于附会的治大国若烹小鲜，则豪气万丈，举重若轻。

以大白菜为载体的原始生物化学和微生物学实践，为先民创新了泡菜腌制和菹渍技术，实现了食物长期储存的工艺突破，其源头在《周礼》“七菹”，“馈食之豆，其实葵菹”。大年三十，一碗白菜猪肉饺子所包含的游子情结，浓浓地溢出“北京品种白菜”的字面涵义。

原载 2016 年 10 月 4 日《文汇报・笔会》

按语

如果细读本书，此文见证了如何从读书笔记，演变到笔会短文的全部细节和秘密，也就是科学文化学者一再强调的学理基础。只有不断积累自己的科学技术知识素养，才有可能造就具备文化特色的专业文本。割裂了文化背景与科学知识的内在联系，则无缘抵达科学文化层面。

就饮食而言，照理说袁枚的《随园食单》，是史上值得推崇的美食指南，但仅供饕餮者自珍而已，难以作为科学文化作品

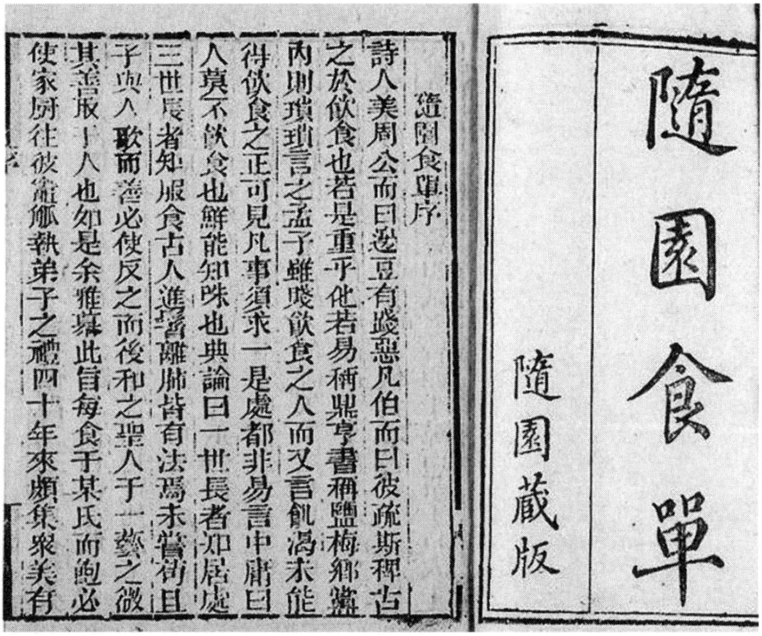

隨園食單

隨園藏版

隨園食單序

詩人美周公而曰籩豆有踐惡凡伯而曰彼疏斯稗古之於飲食也若是重乎他若易稱鼎亨書稱鹽梅鄉黨內則瑣瑣言之孟子雖賤飲食之人而又言飢渴未能得飲食之正可見凡事須求一是處都非易言中庸曰人莫不飲食也鮮能知味也典論曰一世長者知居處三世長者知服食古人進鬐離肺皆有法焉未嘗苟且子與人歌而善必使反之而後和之聖人于一藝之微其善取於人也如是余雅慕此旨每食于某氏而飽必使家厨往彼灶觚執弟子之禮四十年來頗集衆美有

《随园食单》

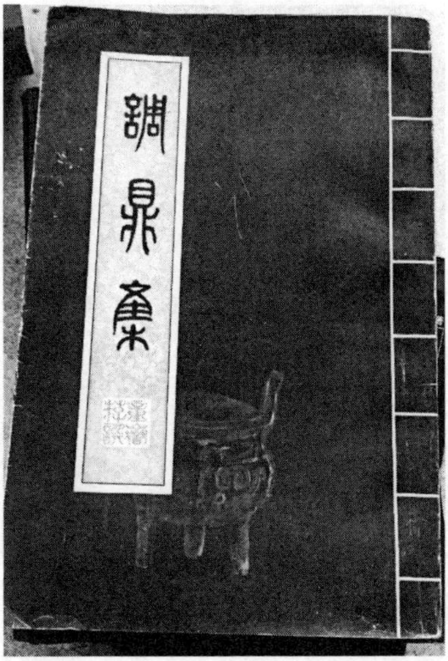

《调鼎集》

加以剖析。一个生活在清代的传统文人，不具备科学素养是可以理解的，但袁枚居然还不具备数字概念，则其文本作为科学史研究的史料价值，也大打折扣。

从《夏小正》开始，历代月令农历逐步引入养生保健内容，融入华夏生活方式。所以，自古圣贤推荐的“食不厌精”的礼仪规范，一定程度上提高了日常起居的卫生标准和自律要求，构成“治未病”的重要过程。

但数字化的缺乏，使得饮食表述一直处于白描状态，文字表达的口腹享受，极少达到便于复制的精细化水准。好比传统文人的书画“写意”技法，在本质上对人体解剖结构拿捏不准，比例透视毫无概念的状况下，构建一套自圆其说的绘画理论一样。

从这个意义出发，延伸阅读推荐的《调鼎集》，其内容突破了食材成分与配料计量的传统羁绊，开始出现数字与比例的概念。此书的形成，与作者的商业背景，谙熟数字之道不无关系。基础的科学常识，居然在柴米油盐这项最日常的项目上，不经意间萌发出科学文化的幼芽。

延伸阅读

食不厌精中的自我保健潜意识*

华夏厨艺从口耳相传、师徒相授的经验艺术，逐步提炼成由数据、程序所规范的“食谱”类文字，代表了科学技术西学东渐的理性思维，开始介入华夏文明最大众化的领域。

明清以前，华夏饮食通过唐、宋盛世的繁华洗礼，提炼美食无数。为此，留待后世的发展要求，更加理性，总结前人美食文化，并推动食谱初创，形成饮食理论为显著特征。

虽说先秦以来，记载华夏饮食的文字洋洋洒洒，但是，仔细考察文明成型初期的书、经、类书文献，其以文学性、史料性和道德教化为主的简练文字，即使涉及饮食内容相关记载，但它们毕竟不是文本的主流信息。通过文字遗留的片言只语，后人确实得以窥视、揣摩先人的口福，但是，没有厨师能够依靠这些精炼的描述，准确地一项一项复制祖师爷们的失传技艺、配方与制品。

---

* 摘自方益昉:《中国古代饮食技术与食材要素》，原载《中国科学技术通史Ⅳ·技进于道》，总主编江晓原，上海交通大学出版社 2015 年版。标题为选入本书时所加。

华夏古典厨艺讲究的天人地势，情景合一，随遇而作，顺势而为的做菜与做人“调和”原则，终究穿行不过权势、文字、教条、阶层和规矩的千年儒家成规。

汉唐以降的医书、药书、农书，包括道家秘笈，后世有幸拜读的更多。这些著作基于药食同源的认知原则，重点记录单项动物、植物、矿物对于人体生理作用的描述，其中大部分的记录对象，也是时人的副食，或者烹饪调料，但是依然缺乏灶台功夫看重的选料要求、配料数量、投料秩序以及火候时间等定量描述。这个阶段的重要相关作品有《食经》《食疗本草》《糖霜谱》《居家必用事类全集》《清异录》《能改斋漫录》《易牙遗意》等。明清之际，直接描写饮食制品与享用指南的著作不断增多，通常是文人寄语山水，感咏事态的日常点滴边缘记录，真实而毫无实用功利之虞。所以这批作品，同样无法直接拿来用作厨房工具，如《山家清供》《养小录》《随息居饮食谱》《食宪鸿秘》《饮之语》《食之语》《物之语》《闲情偶寄》等。

儒教体系的内在矛盾，在饮食思想与实践上，时有体现。一方面儒家理论认可饮食乃“人之大欲”，先秦的《周礼》，不惜将食品管理与制作人员位列王室要员。但是，纵观千年华夏饮食史经典文献，到了近几百年，饮食制作人员的社会地位首尾颠倒，逐年下降，直至与剃头、当铺、澡堂、木匠等行当殊途同归，贬为下九流。也就是说，沉淀了几千年的烹饪技术，一直采用父子相传、师徒相授的口耳继承模式，文字缺位，数字缺失，个体化差异巨大。这些业内特征，既催生了烹饪技术的遍地开花，流派消长，也阻碍着这项文明事业的升级、复制和发展。华夏古典厨艺讲究的天人地势，情景合一，随遇而作，顺势而为的做菜与做人“调和”原则，终究穿行不过权势、文字、教条、阶层和规矩的千年儒家成规。权贵垄断了财富，文字垄断了思想，而匍匐在庙堂背后，缺乏理论基础的手艺，则自然不再具备登堂入室的升华条件与现实可能。在这段使用象形文字、固守自我话语、推崇主观判断的生殖最佳年龄段里，与其他华夏技艺的结局一样，烹饪技艺始终徘徊在基本生理层面，体质受制，雄起障碍，没能孕育出科学理性的博大情怀与思维格局。直到 20 世纪 60 年代，现代意义上的建制化烹饪学校出现在华夏大地，此后商品社会启动，餐饮从业地位与技术理论能力，方才有所提高。口味本来就是感觉与人文的综合体验，各有所好，互为中心，本不需要统一、精确和定理，恰好符合华夏厨艺的基本特征，更是满足了华夏美食源自“调和”的古老法则。所以，为何后世研究者极少有机会从华夏悠久的饮食宝库中，发现食谱之类的文献，答案就自清了。

从 16 世纪开始，西方的耶稣信徒开始艰难的远东传教，同传教士一起进入华夏的，还有日益东渐的西方学识。天文历法、博物几何、解剖医学等知识，逐步开始影响有识之士，改造社会风气，特别是在领风气之先的华南、华东地区，刺激着不少士大夫阶层个体的思维方式，即便流落坊间的饮食风气，也出现了时尚的观念转变。比较元明之际的《易牙遗意》与明清之际的《随园食单》，作者所选之饮食，不再局限于个人化爱好和地方性色彩，西域大众食品，照样大篇幅记载，理性判断融合于感性作品。但是，就此把记录了大量菜肴名称与配料构成的这两部饮食经典，认定为华夏食谱的鼻祖，还是过于草率。从这个意义上讲，袁枚将自订的书稿，命名为“食单”，是较为准确的。

1989 年版《辞海》《中国饮食史》《中国大百科全书》等通用类工具书中的“食谱”条目，完全基于西方医学的中心概念，

完整的食谱应具备构建成分、体积数量、配伍步骤和功能特色四项基本元素，翻译成烹饪术语，则大致类似于：食物原料、体积分量、下锅程序和色香味用。

指向极为狭隘，仅涉及治疗性的用途和短期的行为，与我们试图理性考察华夏饮食演变，重构故国生活方式的历史溯源本意，相去甚远。上述几种工具书一致强调食品的种类、数量、烹调方法等量化考核指标，是现代科技中逻辑思维的概念。只有到了学术性极强的营养学、植物学和细胞生物学等学科的权威专著里，无论配方还是食谱，尽管终端产品有食物、土壤或溶液的形式差异，但科学构成相通，即针对人体的成分性食品，针对植物的活性营养基，针对细胞的个性培养液，其基本功能在于确保目标受体能够摄取足够的、均衡的营养元素，维持生物的基本生存或者提升活体的生命质量。所以食谱（包括主副食谱、茶酒配方、服食仙方、养身膏方，甚至动物饲料配方）的严格定义应指一切经消化器官分解、吸收、排泄的，包括以疾病防治为目的的饮食配制方案。完整的食谱应具备构建成分、体积数量、配伍步骤和功能特色四项基本元素，翻译成烹饪术语，则大致类似于：食物原料、体积分量、下锅程序和色香味用。这样一看，食谱与有关食物的另一个常用名词——食（菜）单（menu）之间，区别一目了然。从食谱里，我们可以比较准确地分析出一份佳肴的原料成本、搭配比例、烹饪方法对营养素的影响以及特定食物对特定人群的生理和病理意义。我国的食谱在 20 世纪 80 年代编辑出版极多，最常用的量化单词诸如“些许、少量、稍候、若干”等模糊性用语，近年一扫此类把柄，数量具体到克，时间精准到秒，矫枉过正，其实也不符合中国饮食制作的实际艺术原理。

其实，一份好食谱最有价值的意义，在于它的可复制性，或者说流传于后世的影响力。可复制性既是食谱的科学价值所在，也是它的艺术品位所在。相比之下，菜单中的名词含有太多的引申、想象，除了文化过量，科学性就降低了，比如“蚂蚁上树、明开夜合、红叶含云”；有些寓意吉祥但食不知味，如“万寿无疆、洪福万年”，恐怕只是一饱眼福罢了。

这样一来，即使《楚辞·招魂》这样一部已经被文化学者公认为黄河流域最早的、最完整的、最具有饮食研究价值的文献之一，也达不到食谱的理性标准。尽管文字信息提供了公元前300年左右王公贵族的口味爱好、食物原料来源，比如，碳水化合物取自：稻、麦、粱、糖、蜜、酒；蛋白质来自：牛、鳖、羊、鸡、雁、天鹅、野鸭；口感的多元各有所好：甘、苦、酸、香、嫩、纯、爽、冰镇等，烹饪手段基本定型：烤、煮、炖、蒸、煎、炸等。但是，这篇没有量化指标的传世之作，恐怕很难让今天的厨艺复原专家，据此文献重新烹制出一顿一模一样隆重的招魂祭典宴席。

偶然间，远古也不乏简练的食谱配方，但是没有总结出理性原则，往往昙花一现，与科学擦肩而过。比如在《汉书·食货志》里记载了一则中国最古老的用曲酿酒配方，在一个仅由17枚汉字组成的信息库里，我们获得如下信息：

① 酒是由曲、米、水制成的，曲、米、水是酿酒的基本原料；② 曲、米须同时混合；③ 米和曲的配比混合比例是2∶1；④ 米和水的配比混合比例大约为1∶3.3。

尽管该酒方还有一些笼统和缺陷，难以归在优秀配方排行榜前列，但是其中可能蕴涵超越研究饮食自身的意义。魏晋时期是道家理论和实践的巅峰阶段，仙道服食配方，数量与程序最为讲究，所以，修炼长生之余，发现了誉满天下的豆腐制作

《调鼎集》揭示了一个关键，即厨艺的深意，不仅表现在美食的外在呈现，还在于厨房灶台的随机应变。

方法。但是，并非所有原料、数量、制作过程和用途明确的配方会自然成为食谱，如果使用途径与消化系统无关，我们还是无法将其归入食谱史料样本。例如西汉马王堆出土的帛书《杂疗方》中有一份“约谱”，意在协助女性性欲的激发，但因其经由阴道激发生命力，非口腔食用途径，不能算是食谱史料。

达标的华夏食谱雏形，当推《调鼎集》。一般认为，此书成于清代中叶乾嘉年间，由祖籍山阴会稽，落户扬州城梗子街的盐商童岳荐精心编撰[①]。此人本非舞文弄墨者，但恰被《扬州画舫录》所记，“精于经营”，家财万贯，忙于商贾应酬，精于成本核算。所以，由他整理的《调鼎集》，更像商号成本控制的原始文件，即使按照食谱的标准，优点和缺点都很显然。《调鼎集》揭示了一个关键，即厨艺的深意，不仅表现在美食的外在呈现，还在于厨房灶台的随机应变。此书优点是：内容细致，数据翔实，数量、时间、步骤、应急方案，面面俱到；此书缺点则有：编目混乱，文字粗糙，引证庞杂，信息来源模糊。所以近百年来，《调鼎集》得不到文化界重视，只有手抄本流落民间。反之，与童岳荐同时代的袁枚《随园食单》，却名扬四海。商贾达人在文化传播上的能力与机会，自然敌不过文采八斗的风流才子袁枚。袁才子的大作文字优美，不时还流露文人雅致的小情趣，故而被一拨又一拨的文化人推崇。

不过，仔细比较《调鼎集》与《随园食单》后，由于两者的文字重叠程度太高，哪个是原创版本，还真不好说。《调鼎集》收集的菜肴及其制作方案，总数是《随园食单》的好几倍。许多菜肴配方，《随园食单》与《调鼎集》几乎出自一人之笔，但是，后者还附加数种到数十种不等的同类变化食谱，配料数量、准备时间等操作性数据，无疑是灶台大厨辅助工具的首选。

以制作肉圆为例，《随园食单》仅收集两种配方，即“八宝肉圆”和“空心肉圆”；《调鼎集》则收集了12种肉圆做法。两本书中，对“八宝肉圆”的操作描述高度吻合，一时也无法判断两本著作之间的借鉴关系。但是，这道肉圆做法显然属于杭帮、宁帮菜系的工艺和口味，不符合通常认定的《调鼎集》以淮扬菜系为主的判断。淮扬菜中，肉圆别名狮子头，口感独特，馋煞老饕，其操作特点在于清水白炖，而非酱油蒸焖。《调鼎集》内并无淮扬狮子头，难以想象这道名菜会被久居扬州美食街附近的撰者所遗漏。而袁枚30岁后在南京城内修随园落户，在精心所撰的食单上，遗漏淮扬名菜狮子头，实在令人费解。一种合理推测是，袁枚活剥《调鼎集》，而后者的编撰者并非淮扬菜系粉丝。

《随园食单》之“八宝肉圆”：

> 猪肉精、肥各半，斩成细酱，用松仁、香草、笋尖、荸荠、瓜、姜之类，斩成细酱，加纤粉和捏成团，放入盘中，加甜酒、秋油蒸之。入口松脆。家致华云：“肉圆宜切，不宜斩。”必别有所见。

《调鼎集》之“八宝肉圆”：

> 用精肉、肥肉各半切成细酱，用松仁、香蕈、笋尖、葧荠、瓜、姜之类切成细酱，加芡粉和捏成团，放入盆中，加甜酒、酱油蒸之。入口松脆。

“八宝肉圆”制作简单，对食谱的基本构成体现不明，故再以《随园食单》“红摄肉三法”与《调鼎集》“红煨肉”为例，两者文字几无区别，但在对数量、时间和下料秩序的表述上，相比于“八宝肉圆”，其记载要严谨规范得多。

或用甜酱可，酱油亦可，或竟不用酱油、甜酱。每肉一斤用盐三钱，纯酒煨之，亦有用酒煨者，但须熬干水气。三种治法皆须红如琥珀，不可加糖炒色也。早起锅则黄，当可则红，过迟则红色变紫色，而精肉转硬。多起锅盖则油走，而味都在油中矣。大抵割肉须方，以烂到不见锋棱，入口而化为妙。全以火候为主。谚云：“紧火粥，慢火肉。”至哉！（《调鼎集》“红煨肉”）

《随园食单》的精华集聚首篇“须知单”。所谓文人的提纲归纳能力，在展示饮食文化方面，一览无遗。但是书生自有短板，到了灶王爷前的实战操作层面，马脚就露出来了。袁枚的须知观点，也未必厨艺真谛。比如，高汤调制是制作各种精美菜肴的关键步骤。在味精尚未发明前，国人的味蕾享受，就是通过这样的传统经典加工，让氨基酸充分释放，口腔才有机会获得鲜美体验的机会。时至今日，高汤调制依旧是一流名厨的秘方绝技，轻易决不外传，但在《调鼎集》中，稍有披露：

提清老汁：先将鸡、鸭、鹅肉、鱼汁入锅，用生虾捣烂作酱，和甜酱、酱油加入提之。视锅滚有沫起，尽行撇去，下虾酱，三四次无一点浮油，捞去虾渣淀清。如无鲜虾，打入鸡蛋一二枚，煮滚，捞去沫亦可……诸汁（混煮不同原料）特点：蹄汁稠，肉汁肥，鸡、鸭汁鲜，火腿汁香，干虾子汁更香。凡取汁，加椒数粒更鲜。备采诸汁，荤素可用。

但被封为美食师爷的袁枚，在其“变换须知”中，对上述厨艺表达了充满文人理想与浪漫的截然不同的意见，或许其被商贩以下脚料糊弄过，一直不能释怀？

今见俗厨，动以鸡、鸭、猪、鹅，一汤同滚，遂令千手雷同，味同嚼蜡。吾恐鸡、猪、鹅、鸭有灵，必到枉死城中告状矣。

真是秀才遇灶爷，不知味之由来，有理说不清。

对厨艺高手，或者领悟美食真谛的老饕而言，一道美食的成功与否，很大程度上取决于匹配主角的调料和配料，在餐饮业实现工业化和商业化供应模式以前，调料和配料的制备，全部在厨房灶台上完成，成为考核大厨的第二战场。从这个视角出发，考核《调鼎集》之前的美食作品，往往忽视或者轻视了这个关键内容。《调鼎集》文本内容和思想所表现的老道、前卫和操作性，正在于此。《调鼎集》花了四分之一的篇幅，讨论佐料制备和口味调和，包括酱、酱油、醋、糟油、油、盐、姜、蒜、芫荽、椒、葱、糟、姜乳、酱瓜、豆豉、腐乳、面筋、干果、调和五香丸、熏料、芥辣诸物鲜汁以及酿酒、饮茶中的水、米、柴火、曲种甚至各类作坊工具。这些品种和去处，秀才书生往往是不置一词，不屑一顾的。而对研究饮食工艺，则是再珍贵不过的一手史料了。

华夏饮食中，使用酱做调料和辅料，至少不少于两千年历史。先秦时代，主要食用以盐腌制的肉酱，即各种高盐浓度的蛋白质制品，技术简单，却是珍贵美食之一[②]。到了清代，酱的制作主要以面粉为原料，市场需求大大增加，制作成本却要在底层百姓的基本负担之内。只有应用霉菌发酵技术，才能达到这个目标，但对操作者控制生物发酵的能力要求，大大提高了。试看造酱总则。

> 酱不生虫：面上洒芥末或川椒末，则虫不生。辟蝇蚋：面上洒小茴末，再用鸡翎沾生香油抹缸口，则蝇蚋不生。凡生白衣与酱油浑脚，用次等毡帽头，稀面不紧者，滤之则净。醋同。造酱用腊水：头年腊水拣极冻日煮滚，放天井空处冷定存。俟夏日泡酱，是为腊水。最益人，不生虫，经久不坏。造酱油同。又，六月六日取水，净瓮盛之。用以作酱、醋、腌物，一年不坏。造酱要三熟：熟水调面作饼；熟面作黄，将饼蒸过用草罨；熟水浸盐，盐用滚水煎。造酱油同。滤盐渣：凡盐，入滚水搅三四次，澄清，滤去泥脚、草屑用。造酱油同。
>
> 造甜酱：宜三伏天取面粉，入炒熟蚕豆屑（不拘多少），滚水和成饼，厚二指，大如手掌，蒸熟冷定，楮叶厚盖，放不透风处，七日上黄。晒一二日捣碎，滚水下盐泡成酱。每黄子十斤，用盐三斤。又，每面粉一担，蒸熟作饼，放黄子七十五斤。不论干湿，每黄一斤，用盐四两。将盐用

清代读书人、写作者，将眼光关注于“君子不齿”的厨房工艺上，无疑已经是一种进步，开始体现人类文明的普遍价值观，也标志着对西方式逻辑理性思维方式的接纳。

滚水化开，下缸即用棍搅，不使留（若有块，出复上磨）。苏州甜酱，每黄豆一石，用面一百六十斤。扬州甜酱，每豆一石，用面四百斤。又，晒甜酱加炒熟芝麻少许，滋润而味鲜，用以酱物更佳。又，黄子一百斤，用盐二十五斤，水六十斤，晒三十日。须每日换缸晒之，然后搅转。长晒愈晒愈红愈甜。黄用干面一百斤，晒透净存八十斤，成酱可还原一百斤。盐加晒熟可得一百三十斤。酱黄内入七分开之梅花，香。

甜酱食谱，科学精准，原料、数量、程序、工具、意外处置、地方口味、原料成本区别，以及酵母制备要素，一一详尽记录，不光作坊厨房可以复制，规模扩大，尽可以此为生，生产销售获利。所以，从这个证据出发，推论《调鼎集》整理者为工商业内人士，也是合理的。

清代读书人、写作者，将眼光关注于“君子不齿”的厨房工艺上，无疑已经是一种进步，开始体现人类文明的普遍价值观，也标志着对西方式逻辑理性思维方式的接纳。几千年来传统文献中，语焉不清的西部、西方、夷人饮食，光明正大地出现在《随园食单》《调鼎集》也包括《红楼梦》《金瓶梅》等文学作品中，清代后期洋务运动中的达官贵人，拿刀叉、吃西餐、喝咖啡洋酒，成为时尚。西风东渐灶王台，《调鼎集》便专设一章“西人面食”，共收美食 53 种，其中不乏早已汉化、中原化、南方化了的民间小食。

自西方现代技术突破理论瓶颈，全方位发展的化学技术、生物技术、机械技术、辐射技术、基因技术，都在试图影响饮食资源、饮食制品，都以全人类包括华夏民族，为其目标市场。上述技术的正面意义固然存在，如促进农业种植、丰富食物品种、提升食品感官体验、延长食品保存期限、拓展食材用途等，但是历史已经证实，上述技术的匆忙扩展、不当使用、监管缺位、有意误用，对全人类、对华夏民族所造成的伤害，是无法掩盖与忘却的。比如，鸦片成瘾阶层的出现、重金属与有机农药中毒、不明原因恶性疾病发病上升、生态环境的恶性循环化、种族基因的未来危机、跨国经济垄断等。所有这些超越了食物、营养范畴的社会、政治领域的深刻反思，有待我们在另外一个专业平台上，继续不断地撰写学术研究报告，这是一个不容“调和”的生死存亡领域。

注释：

①《调鼎集》编撰者其实存疑。1977 年，张延年先生在从北京图书馆善本部发现《调鼎集》手抄本后，开始用作烹饪教学中的补充材料，点校后由中州古籍出版社翻印，使这部珍贵史料重见天日，贡献极大。张先生考证《调鼎集》为童岳荐所编，在其出版前言中主要举证两点：①“酒谱篇”明确由童岳荐撰。②《扬州画舫录》记载童岳荐居扬州梗子街，有收集美食之便。但是,《调鼎集》手抄本原序，为清末“吉林三杰”之一的成多禄，应山东济宁老友鉴斋之邀，撰于其生命的最后一年，即 1928 年的北京十三古槐馆，可见成多禄对《调鼎集》的重视。成多禄晚年任职中华民国教育部审核处处长兼图书馆（即今北京图书馆）副馆长，所以《调鼎集》在 20 世纪 70 年代从此处重见天日，有其合理性和真实性。该序明言，

"是书凡十卷，不著撰者姓名，盖相传旧钞本也"。北图手抄本整理者暨邀序者鉴斋先生和撰序者多禄先生，均为北方人士，对一部充满南方绍兴方言的菜谱充满兴趣，可见文化融合与底蕴已达至精境界，不会不注意到张延年先生的初步考证依据。毕竟，《调鼎集》摘录他人文字无数，更接近于素材集，或者笔记，所以，童岳荐仅为"酒谱篇"的作者也不无可能，该篇内容作为《调鼎集》中最独特和亮丽的篇章之一，说明作者是酒业大腕，不能要求他同时也成为厨艺大腕。

②《周礼·天官·膳夫》："凡王之馈"，"酱用百有二十瓮"。《说文·酉部》："酱，醢也，从肉酉。酒以和酱也。"《太平御览》卷936《四时食制》："郫县子鱼，黄鳞赤尾，出稻田，可以为酱。"《北堂书钞》卷146《酒食部·醢》："蜈鲗之酱""蟹胥之酱"。《礼记·内则》："濡鱼，卵酱实蓼。"

八、人退马桥亦前卫

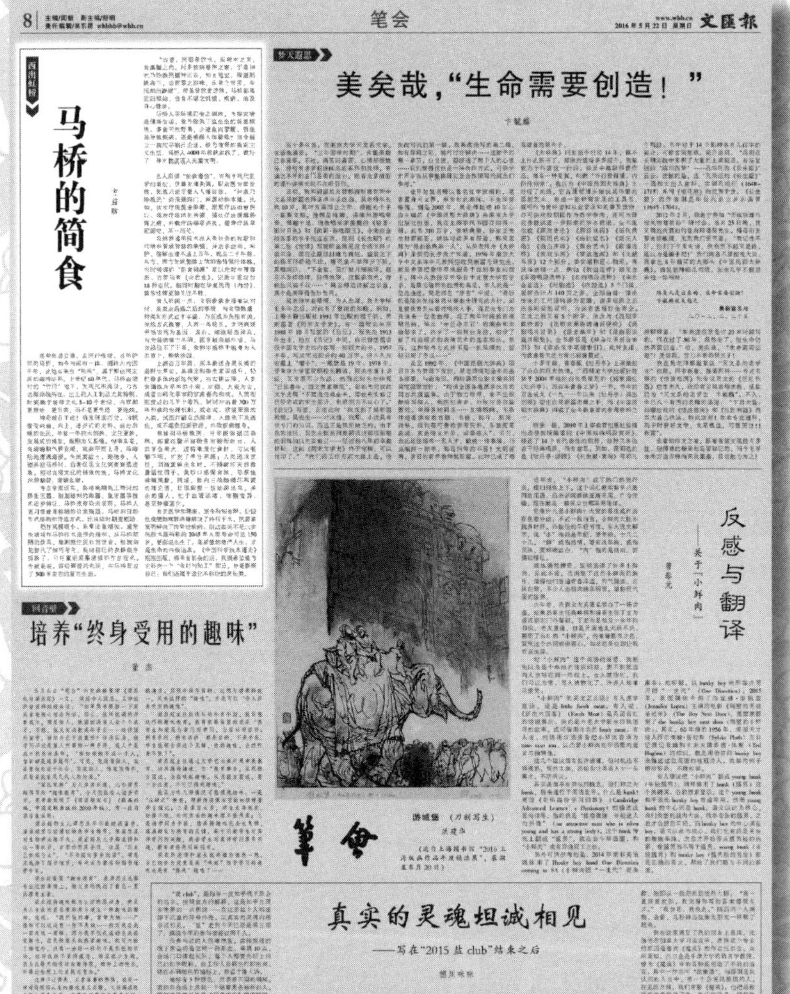

8
笔会
2016年5月22日 文匯報
美矣哉，“生命需要创造！”
马桥的简食
培养“终身受用的趣味”
反感与翻译
——关于“小鲜肉”
笔会
真实的灵魂坦诚相见
——写在“2015 盐 club”结束之后

搭乘轨道交通，去闵行极便。当年沪郊的马桥，如今与闹市一体。倒转大约 4 000 年，此地本来也“热闹”，属于原住民定居的海滩陆界。20 世纪 60 年代，马桥俞塘村的“竹冈”地下，发现沉积海贝，乃古老海岸线所在。出土的人工制品尤其特别，年纪小于良渚文化 5—10 个世纪，内容却更原始、更另类，而不是更先进、更连续。

神奇就在于此！后世研读历史，习惯接受向前、向上、进步式的史料。前仆后继的先民，年复一年技术创新、文化更新，发展式的模型，既励志又易懂。但事实是，良渚晚期气候变暖，导致海平面上升，沿海内陆遭遇海浸。先民离故土，避他乡，人迹再回马桥时，后世仅见文化突变衰落迹象。相对良渚文化的精致传统，马桥文化渊源割裂，南辕北辙。

考古学家证实，良渚晚期耗工费时的稀世玉器，细划精刻的陶器、象牙器等技术进步特征，马桥遗存均未呈现。马桥人更习惯使用粗陋的日常陶器，马桥刻符的形式结构和传达方式，比良渚时期更原始。

稻作规模缩小，采集比重增加，通常也被视作马桥技术退步的指标。从马桥简陋的炊具，推测原住民日常饮食，粗放杂芜替代了细巧考究，良渚茁壮的农耕萌芽折断了，只好重启采集渔猎的作息程式。也就是说，曾经辉煌的先民，在马桥适应了 500 年上下的复古生活。

“古者，民茹草饮水，采树木之实，食蠃蛖之肉。时多疾病毒伤之害，于是神农乃始教民播种五谷，相土地宜，燥湿肥垸高下，尝百草之滋味，水泉之甘苦，令民知所辟就。”按圣贤叙史逻辑，马桥部落回归原始，当有不堪之饥饿、疾病，危及身心健康。

马桥人居环境的生态倒转，为探究什么是健康生活，意外提供了活生生的反思模块。多食天然野果，少进鱼肉荤腥，到底导致疾病，还是唤醒人体潜能？当今前卫一族绞尽脑汁论证、极力推崇的极简主义生活，马桥人在四千年前就实践了，做好了，并未耽误迈入先秦文明。

古人所谓“疾病毒伤”，有别于现代医学的不治之症，只能算生理失调。职业医生面世前，部落人人懂自救，“神农乃始教民”的保健窍门，原属动物本能。比如，饮水疗法促进排毒，泥浆疗法治愈伤口，唾液疗法消炎杀菌，催吐疗法缓解肠胃，外敷疗法嚼草消炎，接骨疗法草泥固定，不一而足。

自然界通用技术，在人类社会的牧歌时代，被积累成智慧的集锦，并活学活用，呵护、缓解人类生理不适上万年。晚至 2 000 年前，东方、西方先民整体上依旧保持强壮体魄，当时强调的“医食同源”足以应对生理微恙。古罗马有《论农业》，记

人类刚刚度过的几千个春秋，时时冲击着 300 万年形成的生理机制。或者说，欲望膨胀的人类，试图打破自然规律，人体来不及适应，或不堪负担新资源，终致疾病缠身。

录甘蓝可应付 18 种症状；同时期在华夏流传《黄帝内经》，黄帝挂牌更加无往不胜。

说得耸人听闻一点，文明疾病变得难以对付，是农业昌盛之后的事情，与食物数量、种类和形式过于丰盛，乃至成为负担有关。生活方式改善，人寿一再延长，文明病理开始表现为基因、蛋白、细胞层面异常，与史前病痛大不同。医学越来越纠结，与食品脱不了干系，食物丰盛终于蜕变为人类首个环境压力和疾病诱因。

上溯百万年，原本最适合灵长类的是野生果实，其糖元和维生素等成分，轻松维系体内新陈代谢。自农耕以降，人类食谱改为以草本类小麦、水稻、大麦为主，或者由转化草本的家禽畜肉构成。人类刚刚度过的几千个春秋，时时冲击着 300 万年形成的生理机制。或者说，欲望膨胀的人类，试图打破自然规律，人体来不及适应，或不堪负担新资源，终致疾病缠身。

马桥案例重见天日，并非提倡退回森林，而重在警示自检各家橱柜灶台。人类学会用火，遂将难消化的食材，咀嚼下咽，扩充了养分来源；人类追求烹饪，则渐离原生食材，不顾破坏天然微量活性因子。美妙口感促食欲，琼浆佳肴填满腹。照理说，体内三羧酸循环所需的理论值，日取甜橙一枚能源足矣；多余的摄入，忙于给血管添堵、使细胞变异，甚至导致肿瘤恶化。

有关医学和健康，至今所知有限。阶段性成绩如麻醉消毒解决了外科手术，抗菌素发明解决了传染性疾病，尚不足以实现技术派所称 2045 年人类寿命 150 岁，甚至永生。高质量的尊严人生，才是生命的终极追求。《中国科学技术通史》刚刚出版，宜与时俱进补充由我执笔的“食材与加工”部分。提醒自己，我们还属于进化不到位的灵长类。

原载2016年5月22日《文汇报·笔会》，原题为《马桥的简食》

按　语

由于香干的知名度，这几年逐步兴旺起来的沪郊农家菜餐馆里，几乎必备一道价廉物美的马桥豆腐，倒回去几个年轮，马桥在沪上可以说是闻所未闻。即使冲着它的考古发现，在标志性遗物面世的情况下，马桥遗址的意义，极少从医学营养视角被人提及，并予以诠释。

人们习惯从大历史角度宏观叙事，高瞻远瞩格局庞大，指点人类文明发展历程，浩浩荡荡一往无前。但是谈论马桥，其确实是悖潮流而逆回，其陶器遗留权当插叙一段回旋曲，有些饶舌，特别显眼，但可贵之处也就在此。

历史的进程，往往曲折迂回才接近其真相。正是有了这些反复的步骤，才有机会让不同地域的人群与技术，迁移轮回，相互交流，后世据此得以获取文明演变、健康促进和人生哲学上不可忽视的研究视角。

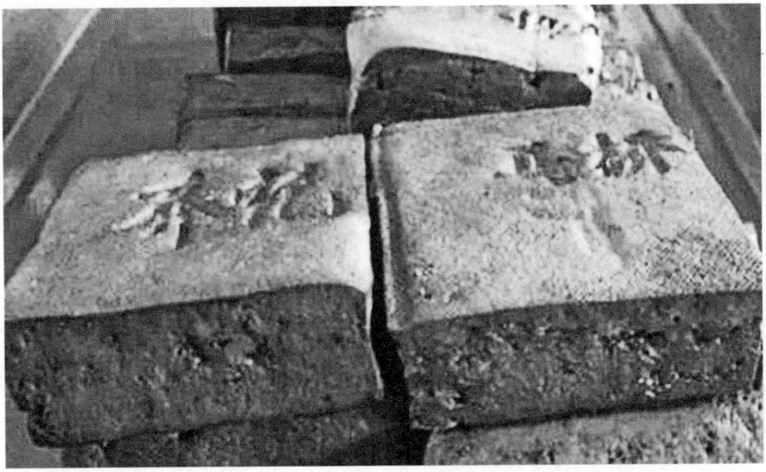

马桥豆腐

人类文明的交流，从远古开始，到中古，到现代，成为从未间断的文化史、发展史和科学史。仅从支撑华夏人口增长的主粮品种而言，从传统的稻（麻）、黍、稷、麦、菽五谷，到明代以后域外番薯、土豆和玉米的引进，广泛播种，为华夏民族的血脉繁衍立下功勋。

在人口增长、劳动力付出超限、食物相对匮乏的历史时期，主要矛盾是解决人体能量来源，上述碳水化合物种植相对简单，其历史贡献应予肯定。但是，现代生命科学从人类慢性病的发生角度，对万年农耕文明的产品开始提出健康警示，即过多摄入碳水化合物有损健康。

从人类进化视角来看，过去万年间，人体基因、生理、生化变化不大。但外部生存环境和生活方式冲击，变化翻天覆地，已经打破了几百万年来人与自然的和谐共存依赖关系。仅从饮食观察，人类原本最天然适应的食物，如坚果、水果、野菜、动物肉类，被人工制品五谷杂粮所取代，主食化学构成在人类历史的短时期内，发生了重大改变，离上述天然采集食物构成的所谓生酮饮食，越来越远。

有科学家提倡回归以健康脂肪为主，含适量蛋白质、极少量碳水化合物的生酮饮食，声称其具备不少好处：① 减肥；② 抗炎症（指氧化压力增高引起的非感染性炎症）；③ 降低患癌风险；④ 增加肌肉；⑤ 降低食欲；⑥ 降低胰岛素水平。

参考几种生酮饮食配比：

（1）营养性生酮饮食（Nutritional Ketogenic Diet，NKD）：适用于一般健康、亚健康、糖尿病、心血管病、自身免疫病人等。NKD，也即平时饮食中尽量减少各种碳水化合物（carb）的摄入，包括糖、各种甜点、大米、面制品、谷物、富含碳水化合物的蔬菜如地瓜、土豆、玉米等。可通过测量血酮（1.5—3 mM）以观察是否进入生酮饮食状态。

（2）限制性生酮饮食（Restricted Ketogenic Diet, RKD）：要求十分严格，一般只用于癌症治疗。限制性生酮饮食中热量在600卡左右，蛋白质15%（90卡，或22.5克），碳水化合物3%（4.5克，或18卡），脂肪72%（432卡，或108克）。

延伸阅读

解决饱腹与生存困境的海内外资源交流*

从历史上看，在人类赖以生存的生物资源和生物产品上，资本的介入和技术的转移以协助人类解决了生存与健康的基本需求为主。在全球生物产品资源交流史上，童贞般的交流牧歌和人类战胜自然的历史意义，大大超越了现代资本的逐利境界。

玉米——解决温饱的南美牧歌

2007 年 4 月 9 日，《美国国家科学院院刊》（PNAS）发表佛罗里达州立大学的人类学家玛丽 · 波尔（Mary Pohl）教授的研究成果：早在 7 300 年前，墨西哥先民已开始驯化和种植原始玉米等作物，此后迅速传播到墨西哥东南部和美洲的其他热带地区。她说："我们的研究表明，早期的玉米种植栽培者在海

* 摘自方益昉：《当代生命科学中的政治纠缠——以黄禹锡被打压事件为中心》，上海交通大学出版社 2017 年版。

洋和沿海泻湖间的岛屿上，一边种植作物，一边继续捕鱼。”研究同时发现：在美洲人开始大规模烧荒毁林的时候，原始玉米已经存在了一两百年了。这种早期被驯化的玉米品种实际上来自一种野草——墨西哥类蜀黍（teosinte），随后传播到墨西哥湾得到广泛种植[①]。一种被普遍认同的说法是，1492 年哥伦布从古巴带回玉米这种当时很稀奇的植物。哥伦布把玉米带回西班牙，西班牙又把玉米带到全世界。西班牙占据过吕宋（菲律宾），玉米很可能是从吕宋传入中国。明嘉靖三十九年（1552 年）《平凉县志》里，把玉米叫作番麦（和番茄名字有异曲同工之妙）。李时珍的《本草纲目》也有“玉蜀黍种出西土，种者甚罕”的记载，说明当时种植人很少。因为是新引进品种，所以每到一个地方推广就有一个新名字，除了番麦、玉蜀黍，还有西天麦、苞谷、六谷、腰芦等名字。它被引进后多用作副食品，后来由于其适应性强，且容易栽培，春玉米又比其他春播植物成熟早，易于填补青黄不接时的空白，因此很快成为山区农民的口粮，后来逐渐扩散到平原地区。20 世纪 50 年代后玉米栽培大为发展，超过粟成为第三大粮食作物（前两位为稻、麦）。

但另外一种推断说，中国最早发现了美洲，证据是古代史书中记载的扶桑国，扶桑就是玉米。《梁书·诸夷传》卷 54：“扶桑国者，齐永元元年，其国有沙门慧深来至荆州，说云：‘扶桑在大汉国东二万余里，地在中国之东，其土多扶桑木，故以为名。扶桑叶似桐，而初生如笋，国人食之，实如梨而赤，绩其皮为布以为衣，亦以为绵。作板屋，无城郭。有文字，以扶桑皮为纸。无兵甲，不攻战。其国法，有南北狱。若

土豆成为人类发展史上与两河流域的小麦、中国的水稻、玛雅人的玉米齐名的四大主粮。

犯轻者入南狱，重罪者入北狱。有赦则赦南狱，不赦北狱。在北狱者，男女相配，生男八岁为奴，生女九岁为婢。犯罪之身，至死不出。”

玉米现在多作为饲料使用，当然玉米也可以酿酒，山区很多地方就以玉米酿酒。湖北西部有些地方玉米酒就很不错。玉米面的时代，60% 粗粮，40% 杂粮，玉米给那个时代的人留下了深刻影响。窝窝头也称“窝头”，是过去劳动人民的主食品种，用玉米面加少量“起子”（即小苏打）或食碱，上蒸锅蒸即成。加枣儿蒸制叫“枣窝头”，调入红糖的称“糖窝头”，加入葱和盐的称“咸窝头”。过去一般百姓只有年节待客或收获小麦季节才能吃上几顿白面馒头，平常都得吃窝头，窝头延续了香火。

土豆——拯救欧洲的魔鬼食物[②]

从营养学上看，土豆不仅可以果腹，还能提供丰富的 B 族维生素。拉丁美洲传统作物墨西哥玉米、秘鲁土豆和古巴的烟草与甘蔗一直是全球化进程中的主角。土豆学名“solanum tuberosum”，克丘亚语（quechua，印第安语言之一）称“papa”，在西班牙称“patata”。土豆的发源地在秘鲁的普诺与库斯科之间的地区，即喀喀湖一带，世界上 50% 的土豆品种都能在这个地区找到。土豆种植已有 1 万多年历史，它可以在海平面到海拔 4 500 米的不同高度上生长。野生土豆有 188 个品种，其中 1 种经人工培育产生了 8 大类土豆，这 8 大类又产生了约 4 000 个不同品种。土豆成为人类发展史上与两河流域的小麦、中国的水稻、玛雅人的玉米齐名的四大主粮。

土豆有不少优势和特色。目前世界上倾向于发展有色土豆，美国“blueberry”有色土豆呈现出一圈圈晕染似的蓝色内里，价格昂贵。安第斯山区的黑色土豆和蓝色土豆含有更多的抗氧化、抗癌物质，含量高出美国这个品种10倍。安第斯山区的土豆自古以来就有烤、煮、风干等多种传统吃法，但美国已经禁止在炸土豆片的包装上做针对儿童消费者的宣传。在安第斯山区，生长在3 600米以下的是甜土豆，3 900米至4 500米以上的是含有生物碱的苦土豆，而3 000米以上的土豆就能抗冻。在夜晚零下10℃、白昼35℃的高海拔地区，农民发明了以苦土豆为原料的“风干土豆”：白天把土豆摊开在阳光下风干晾晒，夜晚让它们在寒冷中接受冰冻，再经过脚踩进一步脱水，只能储存1年的新鲜苦土豆就变成了可以保存20年的风干甜土豆。这样的脱水食品养育了自远古以来的原住民，尤其是在一个世纪里养育了100万平方公里地域里的1 200万人口，囊括了半个南美的印卡古国“塔万廷苏约”，即“四方之国”。各处的粮仓里储备的是它，漫长的寒冬靠的是它，经年的征战靠的是它，间或的灾年靠的还是它！印卡人是一个居安思危的民族[③]，风干土豆可称为最早的压缩食品。

西班牙人来到秘鲁30年后才开始吃土豆。土豆最先由哥伦布带到了西班牙的加纳利亚群岛，再传到意大利，1600年左右传到英国。很长一段时间内，西方人一直鄙视土豆：认为它是印第安穷鬼的食品；《圣经》上没有提到过的作物；有刺激性欲的危险；是雌雄合一的化身；因为由可以看见的根茎中长出，所以是麻风病、梅毒和淋巴结核病的病因等。全球化初期种种变异引起的恐慌心理，反映了欧洲根深蒂固的随着美洲的发现

土豆被全人类接受，从遭受鄙视到成为全世界“穷人的面包”，对解决世界饥馑功不可没。

格外流行起来的文化偏见和欧洲优越论。

土豆的发现和驯化是南美取得的巨大农业进步④。如果没有认识植物性（通过块茎）繁殖的原则，土豆的进化不可能取得今天这样的成功。因为这种繁殖方式使被选品种得以原样保持。土豆的欧洲推广者是18世纪的法国药剂师安东尼·帕尔芒捷（Antonio A. Parmentier）。他在自己的园子里种上土豆，白天严加看管，夜间故意让人偷去，以便传播。在一个盛大的土豆宴上，他邀请那个时代的要人名流品尝一切以土豆为原料的菜肴和饮料。法王路易十六对他说：“法国有一天会感谢你为她发现了穷人的面包。”谁料此话真的说准了。1845年至1850年间，爱尔兰爆发了一场严重的土豆病虫害，导致几百万爱尔兰人死于饥饿，150万爱尔兰人流亡北美、澳大利亚——今天4 000万爱尔兰人后裔成为这些国家重要的移民群体。土豆成为欧洲赖以生存的作物，证实了它的传播甚广。1845年到1846年的土豆虫害及土豆欠收成为加速社会不安、促成动乱的两大世界经济事件⑤。由于大航海的发展，土豆在1650年左右从菲律宾传入中国是合理的。由于土豆对环境和土壤没有特殊的要求，得以迅速种遍全国，也成了中国百姓度荒的主要食物之一。中国沿海地区称呼的“土豆”，在西北山区被称作“洋芋”，还有“山药蛋”“地蛋”“荷兰薯”等多种别名。人们发明了每两年在不同的坑里轮种土豆和蚕豆的种植方式，目的是让土地更肥沃。土豆被全人类接受，从遭受鄙视到成为全世界“穷人的面包”，对解决世界饥馑功不可没。500年来，美洲安第斯山作物润泽寰球，现在全世界一年的土豆收入要超过整个殖民时期从拉丁美洲开采出的全部贵重金属的价值。安第斯山农人对世界的贡献不可估量，但是相当数量的安第斯山人至今仍生活在穷困之中。无论如何解释，其中都有一种无可辩驳的不公正。有人说，缺少土地是秘鲁农民贫困的原因，但是，他们的祖先早在 15、16 世纪就懂得开梯田，兴水利，节约土地，提高产量。今天，农业科学日新月异，而秘鲁的土豆产量却减少到 30 年前的四分之一，这是南美的全球战略失误。

番薯——免除中国人口与食物危机[6]

明万历六年（1578 年），张居正在福建试点清丈田亩，登记户籍，推行“一条鞭法”，结果让他惊诧莫名，悲意顿生：早在洪武二十六年（1393 年），福建已有 81.5 万余户、391.6 万余口；近 200 年后，这个省份的在册臣民，仅剩 51.5 万余户、173.8 万余口，锐减了接近 6 成。户口的急剧萎缩部分出于民间隐匿瞒报，但也折射了尴尬境况。令人惊讶的是，200 余年后，清道光十四年（1834 年），福建依旧灾荒不断，在册人口却达到 1 500 余万。与此同时，全国户口激增 7 倍左右，达到 4.09 亿。如此巨大的人口曲线起伏背后，隐藏着玉米、土豆和番薯等多种外来农作物的背影。

番薯又名“甘薯”，含有大量淀粉，是主粮替代品。与玉米和土豆一样，番薯原产美洲，明中叶大航海时代由缅甸、安南、吕宋等路径传入我国云南、广东和福建等地。在福建，番薯初种于漳郡，渐及泉州、莆田。藤蔓延伸，渐渐覆盖了整个闽南红土带。康熙初年，浙江温州、广东潮汕种植番薯的记载也开始渐渐出现，番薯成为东南红土带地区民众的主要食物了。而对富饶的江南来说，这种非果非粮的食物几乎是多余的。所以在贫瘠的地区常见洼地种下了稻谷、麦子，丘陵地种下了番薯和玉米；闽西、江西、广西乃至安徽，处处可见淡紫色番薯花。

番薯传入中国时，正值张居正“一条鞭法”推行全国之际，它的主要内容是将徭役的编征由人口转向财产。徭役以财产为基准，在制度上推动了人口的过度繁衍。人口繁衍成本大大降低，普通家庭得以务农、经商、手艺、读书、科举并行，连康熙也下诏，“自后所生人丁，不必增收钱粮”。税收调节了国力，其中番薯、玉米、土豆等外来主粮是芸芸众生的主要食物，成为环境恶化中的救命粮。人口越多，开垦越广，林地越稀疏，旱涝蝗灾越频繁，结果外来杂粮流传就越广，番薯也因此夹杂在晚期帝国的余音之中。

仅以山东为例。清乾隆年间番薯传入山东，鸦片战争前后逐步推广至全省，后成为山东民众的主要粮食，在有些县份占每年农村人口主食的三分之二。番薯支撑了一个贫困人口大省的再生。番薯成为山东民众的主粮有其政治经济原因。明末清初，经过了长期战乱，山东农村遭受到极大的破坏，人口锐减，土地荒芜，出现了田多人少的局面。清初政治稳定，山东在经济上也有了很大的发展。山东人口骤增，因而出现了人多地少、粮食不足的矛盾。农业史研究学者王保宁等计算后发现，即便丰收之年，山东民众也难免受饥挨饿。频繁的灾荒加重了人多粮食少的矛盾，是山东民众迅速接受番薯普遍推广的又一因素。此外，清代山东大量经济作物如棉花、烟草和瓜果花木的种植占用大量农田，也是山东民众容易接受番薯种植的重要因素。经济作物扩大种植，这就导致了人均口粮的大幅度下降，出现了严重粮荒。民众为了生活下去，除大批逃亡他乡外，提高单位面积产量，利用代食品，就成了摆在人们面前的重要课题。也可以说，番薯间接创造了财富。

山东官民齐心协力推广种植番薯的典型有农人陈世元父子，官员陆耀、李渭。番薯在山东的全面传播具有深远的意义，不但为山东农作物增加了一个新品种，填补了一项空白，而且部分地解决了粮食不足的问题，在一定程度上减轻了当时无法抗拒的自然灾害。番薯和其他农作物相比，对土壤的要求较低，适应各种土壤的能力较强。番薯最适宜于沙壤，番薯茎叶丛生，藤蔓遍地，藤节着地，易生须根，宜种于沿海，特别耐碱性土壤。番薯之所以耐碱，并不是因为番薯需要从碱性土壤中汲取什么养分，而是因为根据番薯生长的特点，在碱性土壤中开沟降低地下水位，压盐上升，再引淡水冲刷盐分，可以达到改良土壤的目的。山东是运粮河的流经之地，也是黄河的入海口。沙壤土质约占全省可耕土地的20%左右。山东又是一个海岸线很长的省份，盐碱土壤约占全省可耕土地的15%左右。这些盐碱沙荒，有的是不毛之地，有的虽可以种植其他农作物，但属于低产田。番薯的全面传入和大面积种植，在一定程度上弥补了种植其他农作物低产的不足。种植番薯和其他农作物比较，具有防灾、抗灾、耐旱、耐涝、不怕虫害的特点。番薯产量极高，上地一亩约收万余斤，中地约收七八千斤，下地约收五六千斤。18世纪50年代，山东种番薯，一亩收数十石，胜谷物20倍。番薯迅速蔓延开来，并且成为山东省此后500年的民生象征。

注释：

① Mary E. D. Pohl, et al: Microfossil evidence for pre-Columbian maize dispersals in the neotropics from San Andrés, Tabasco, Mexico PNAS. 2007, 104(16): 6870-6875; published ahead of print April 10, 2007, doi: 10.1073/pnas.0701425104.

② 迈克尔·波伦:《植物的欲望》，上海世纪出版集团 2005 年版，第 193。

③④⑤ 索飒.全球化进程中的拉丁美洲传统作物（土豆篇）.参见作者在其手稿《走在穷人的大陆上》中引用的汉斯·霍克海默尔（Hans Horkheimer）《前西班牙的秘鲁：饮食及对食品的获取》、托马斯·H.古德斯皮德（Thomas H. Goodspeed）《农业的起源与文明的发展》、卡尔·马克思《1848 年至 1850 年的法兰西阶级斗争》。http://www.wyzxsx.com/Article/Class20/200810/56011.html。

⑥ 王保宁，曹树基:《清至民国山东东部玉米、番薯的分布：兼论新进作物与原作物的竞争》，载《中国历史地理论丛》，2009 年第 4 期，第 37—48，61 页。

九、稻乡刘夏农事忙

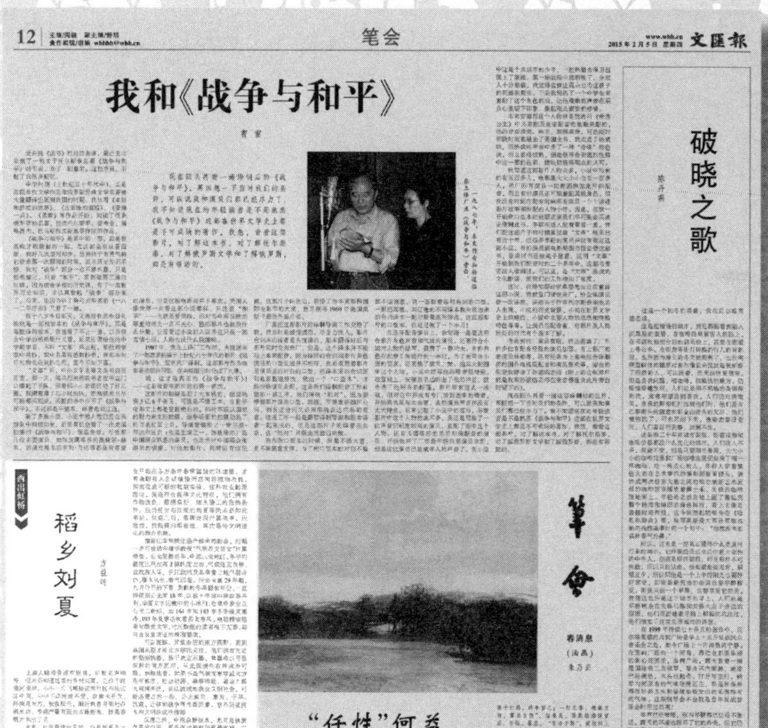

12 笔会 www.whb.cn 2015年2月5日 星期四 文匯報
我和《战争与和平》
一九八八年，草婴在上海寓所翻译《战争与和平》
破晓之歌
稻乡刘夏
笔会
春消息（油画）
"任性"何益
在南非人家里做客

我业余写写上海周边的远古文化遗存，自忖公益社会，聊作自娱自乐。从来书生呒啥用，就靠脑筋多拐弯，能做成些大众阅读文本反哺养我、容我的乡亲，也算尽力而为罢，结果招来同行挑战：朋友啊，侬写的不过升级版大路货游记，阿有阳春白雪一点的开开眼界？忒种辰光，正宗上海男人的腔调是立马接招：明朝跟伲到青浦搭之松江边界的刘夏去逛逛，绝对呒么棕色旅游路牌，百度上寻通宵也看不到细节介绍！

隔日，徒步规划开发中的淀浦河观光航道南岸，这里大部分地块分属闵行区与松江区。偏偏还有青浦赵巷的刘夏二队改称了方夏村，小小一片飞地插进南岸的他人地盘，可想而知爷爷不疼姥姥不爱，生存现状相对保持原生态，借用时髦语汇，绿色环保健康。这倒让我这个乡下馋佬撞了大运，周末健身跑步，顺路就可绕到仅存的村办碾米作坊，每年去享用又香又糯、难得面市的本地当年新米。村里七拐八扭，有好心的农人写上“转湾当心”的警示贴在路边拐角上，尽管“弯”字错写成“湾”，反而更显乡间民风的本色古朴。

据刘姓村民回忆，20 世纪 70 年代开挖自家院中水井，意外掏出黑色溜滑的大石块。本地土质淤泥沉积，石块面世非同寻常，村中开始编排闲话：此石来自天宫彗星，恐怕法力无边。县文管会获悉后上门征集，居然奖励老刘一只那个年代标志性的搪瓷茶杯，足显官方对此出土石器的认可，就此慢慢促成如今博物馆里的下述记载。

1976 年，刘夏古文化遗址因开挖淀浦河而被发现。出土文化层离地表仅 2 米上下，灰黑色的人工堆积包含灰烬、红烧土、动物残骨和古陶片。河堤中出土采集的遗物，有属于夏商时代马桥文化的叶脉纹圜底内凹硬陶罐、大方格纹灰陶甗和鹿角锄形器；也有春秋战国时代的席纹、绳纹、回字纹、弦纹等硬陶片，以及原始瓷杯、碗和青铜刀等。但未见 3 500—2 500 年前，中原地区流行的打磨细石农具与青铜农事工具。据此，对于刘夏先民的生活和生产形态，就值得来此考察的书生费点心思了。

比如说，将诸如刘夏等现今盛产大米的江南沿海区域，约定俗成地划归稻米之乡，是否无懈可击？ 比照两千年来积累的官方与民间记载，此说当然言之成理。不过再往上推论，就需小心求证了。首先，刘夏先民是否直属离此十里许的马家浜文化崧泽后裔或者福泉山酋邦良渚后裔，就很可疑。刘夏遗物相距上述两大文化 1 000—2 000 年，在此期间，纵贯现今柘林、马桥、诸翟的远古上海南北海岸线发生重大变化，随之波及内陆水文地理和生存资源，因此原住人群、部落、酋邦也相应变更，掀起此兴彼落的社会和文化重组。其直接证据为，刘夏遗存烙印着源自闽北浙南的肩头弄文化、豫鲁地区的二里头文化等殷商马桥文化特征，看不见直接传递崧泽文化、良渚文化的信息基因。

农技的起源和农业的实施，分别隶属技术进步与社会发展两个概念，取决于生存压力、社会动力和人类意识等多方面因素的协同整合。

尽管比刘夏先民早到此地上千年的崧泽、良渚先民，已被证实拥有稻作萌芽技术，但未必就能自动证明刘夏先民继承并实施了农耕种植的规模化行动。事实上，农技的起源和农业的实施，分别隶属技术进步与社会发展两个概念，取决于生存压力、社会动力和人类意识等多方面因素的协同整合。加拿大考古学家海登（B. Hayden）的竞争宴享理论，类似美国考古学家索尔（C. Sauer）的观点：农业只能在各方条件非常富饶的环境里，才有余暇被人尝试缓慢而悠闲的植物改良，探索收成可疑的栽培实验。

地理历史和出土实物证明，崧泽、良渚先民生逢其时，天然拥有作物改良、酿酒祭祀、细玉慢工等先决条件与创新成就，但刘夏先民却未必如此幸运。至少就目前出土的刘夏遗存来看，无论疑似石器、鹿角锄形器，还是青铜刀、储物与煮食所用陶罐和粗瓷，都表明他们过着农耕特征模糊的采集狩猎生活。学术求证的关键是，分析此时长江下游的生态与生活，切不可套用相隔千里之外、相差 4 个以上纬度的北方黄河流域社会和技术的文明指标，直接引证诠释。

气象学家许靖华教授通过计算机模拟，曾提出重要实证路径：气候改变历史。公元前数百年，中原以北地区，年平均温度比现在高 2 摄氏度左右，气候适宜农耕、放牧和人居。长江流域及其南蛮之地气温更高，灌木丛生，瘴气四溢，根本不入商周贵族法眼。但自公元前 29 年起，九月份开始下雪，类似冬季提前的年份，一直持续到公元前 18 年，以致十年间中原农事不利。华夏文字记载中的小冰川，也集中发生在公元 2 世纪，如 164 年和 183 年冬季极其寒冷，193 年夏季还吹着西北寒风。

自此，身携始于战国、日趋成熟的坚韧铁器躲避寒潮的南下移民，开始攻克普通石器、角器时代的农事困境，即南方特有的淤泥黏度大、难开垦的深耕问题。从积极的意义上认识，如果不是气候变寒导致连年的农田歉收、社会动荡、战事绵延，逼迫人群大规模南迁，长江流域的农业文明时代，可能还要迟到一些。公元前后华夏气温变冷，反而使得长江以南地区变得更适宜农耕开发，农人向南寻找、开发新家园的同时，带动了技术的流动和社会的繁荣。寒流、干旱与饥荒等外部负面因素，往往伴随人口迁移和战争频发等社会危机，但万万没有料到技术与文明的传播，也相生相伴，意外获得成功。

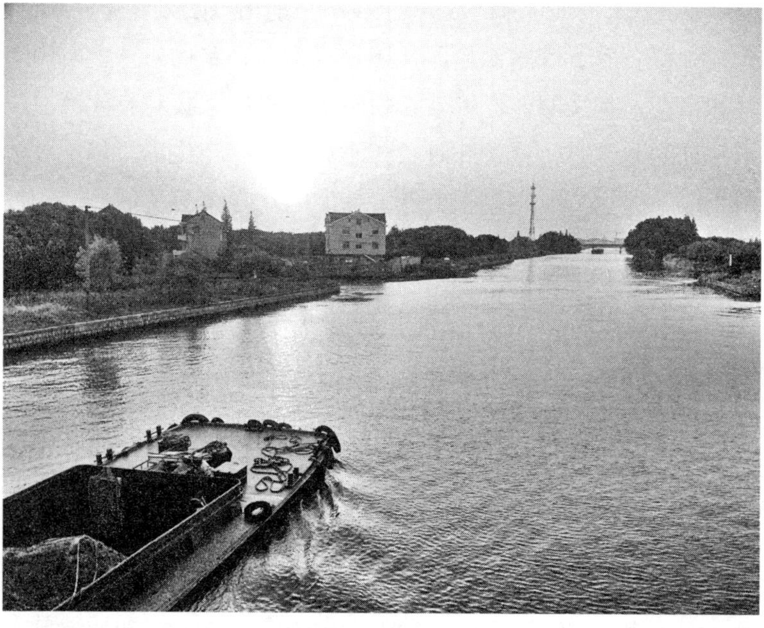

刘夏晚霞

南越王认可铁制生产工具的珍贵，很少制成常规兵器，生存理性胜过杀戮冲动，由此可证。

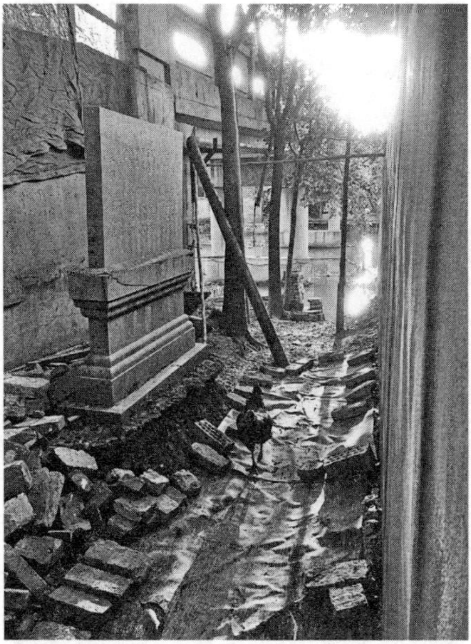
遗址凄凉

汉唐以后，中原农耕技术，尤其是铁质农具冶炼锻造和设计应用技术，更是直接流向华夏最南端。1983年发掘的广州象山岗南越王墓，陪葬铜制兵器519件，皆置于棺木之外。不多的几件铁制兵器则位于棺内，铁剑紧贴主人腰部，凸显当时对铁质兵器之珍惜。该墓共出土铁器246件，大部分是修船狩猎和农耕种植工具。可见南越王认可铁制生产工具的珍贵，很少制成常规兵器，生存理性胜过杀戮冲动，由此可证。

广西贵县罗泊湾出土的汉代《东阳田器志》，光一张清单就记载了从中原地区引进起土、除草、开荒和割稻专用的铁质农具500多件。平乐银山岭墓地共出土铜兵器299件，铁兵器仅4件，而铁质生产工具则包括鼎、釜、镰、锄、斧、锛、刀削、凿等。刘邦死后，吕后下旨“禁南越关市金铁器、马牛羊”，以制裁南方王国的独立崛起。由此可见中原文明南下中，铁器与生计的关系至关重要，特别是在遥远的边陲，铁器技术的广泛运用，扩展了鱼米之乡的农耕规模。

刘夏湾畔的淤泥今年终于疏清了，明年会有上好的新米可吃了罢。煞风景的是，遗址现场的纪念碑，却被憋屈地塞入鸡笼，就算咫尺间触发了穿越狂想，还不如先面壁骂娘。

原载2015年2月5日《文汇报·笔会》，原题为《稻乡刘夏》

按 语

前文写到，医学界正联手各方学者，综合人类学、考古学、民俗学甚至哲学界的数据和理论，苦苦反思食物结构的中途突变，即启动农耕文明一万年后，对人类社会造成老年性、长期性、退化性等慢性健康危害权重因子的时候，居然有一批顶着院士、教授和研究员桂冠，打着科学旗号的转基因主粮吹鼓手，手无实据口出狂言，声称转基因水稻对人体无害。

对于这批无视人类历史，即使有手艺，但是无文化的科技角儿，我无言以对。从2009年开始，我就著文应对，即便被这群人谩骂，也无所畏惧。我的理念是，科学的问题，请以科学论文回应！唾沫四溅到处耍泼，无助形成学术共同体通识。

真的无言以对，只剩论文相争。2018年初，农业部再次就转基因生物监管工作重申监管细则，中国科协决策人邓楠离职，两则官方新闻均让人对未来充满期待。

延伸阅读

转基因主粮产业化争议的科学政治学分析*

导言：转基因主粮争议与社会及科学伦理

到目前为止，试图将百姓赖以生存的主粮作为转基因技术的克隆目标和产业取向的，还只有某些中国专家，他们诱导了大众媒体和网络媒体层面一轮又一轮的公开争议[①]。纵观世界发达国家，针对转基因技术的研究确在扎实推进，转基因农作物也在产业化种植，但主要集中在下游加工原料的经济作物中。总之，尚不见直接摄入一日三餐基本需求的商业化转基因水稻种植[②]。为此，笔者深感有必要从科学政治学视角加以学术层面的理性评估[③]。

自2010年初起，针对农业部是否应该，或者是否有权，从法律意义上许可转基因主粮种籽商业化种植、加工、销售的争论，贯穿于从草根到精英、从学府到企业等不同社会阶层和利益集团。极力支持与坚决反对两种意见不断碰撞，当下正在日

* 方益昉，江晓原著，原载《上海交通大学学报（哲学社会科学版）》2014年第4期。

纵观人类农业的漫长历史，转基因主粮被广泛欣然接受的时代，恐怕还是遥遥无期。

夜发酵，愈演愈烈。

引爆这场社会大争论的诱因，是农业部2009年5月批准，但直到年底才经由媒体披露的，包括世上首批转基因水稻生产应用安全许可证颁发[④]。在法律上，这批三张转基因主粮许可证仅具象征意义，不得据此获取经济效益。也就是说，行政主管部门只不过从立项监管层面，放行了转基因主粮种籽的中试规模种植，但继续严禁该种籽的全面产业化种植和商业化流通。由于主粮种籽兼具直接食用特征，所以该类农产品不具备出现在食品加工、市场销售和餐饮制作环节的合法性，相关安全许可有待卫生食药行政主管部门依法审批，至今未予放行。上述农业许可证的有效期2014年即将终止，为此“挺转”和“反转”双方不断提升各自的诉求分贝，试图最大程度影响主管决策部门。短期来看，观察上述许可证有幸继续生存，还是调整取消，似可作为判断这场短短五年之争的暂时胜负节点，并且随着临界点的接近，主管层方面不断释放渐趋明朗的走向暗示[⑤]。但是，纵观人类农业的漫长历史，转基因主粮被广泛欣然接受的时代，恐怕还是遥遥无期[⑥]。

抗虫转基因水稻和转植酸酶玉米项目，因涉及广大公众的日常主粮，且系由纳税经费资助，就必然要接受社会伦理与科学伦理的充分质疑。

转基因主粮项目讨论的范畴大大超越技术本身，涉及错综复杂的方方面面。政府高层官员在转折关口主动介入该项目的未来预测，以及多年来的该争议项目所涉及的话题范围，更加证实它兼具科学政治学的特征。在学术层面上，该项目也是现代科学技术发展模式下，考察各方利益平衡的研究范例。作为典型的科学政治项目，又事关国计民生，允许各行各业不分专业背景，充分表达利益诉求，这是现代政治的基本原则。从科学政治学的学术角度出发，考察粮食安全治理工程，研究技术精英与垄断资本、市场利润和行政许可的关系，则是科学史与科学文化学科建设直接介入当下社会现实的典型个案。

本文拟对技术升级的社会环境、技术本身的先进程度、技术带来的安全漏洞、技术研发的人员素质，以及技术监督的有效管理等层面，进行学术评估、分析和论述。

一、转基因主粮争议与许可证颁发权位及程序质疑

转基因主粮的特殊性在于，纯科学层面的常规实验室技术，与涉及国家稳定的口粮安全产生了瓜葛，社会关注的焦点自然迅速从“基因”转移至“主粮”，两者结合掀起的社会冲击，波及传统科学范式之外的、与现代科技孪生的价值判断。

过去几年，转基因棉花、转基因木瓜面世，也曾掀起一波伦理研讨，但两者在国民经济和民生保障中的战略高度与威胁广度，与转基因主粮不具可比性，无缘成为当下深入讨论转基因主粮项目的参照标杆。必须强调的是，自 20 世纪中叶 DNA 基因概念确定，伦理界针对基因技术包括转基因技术的质疑，基本限于理论层面[⑦]，自然科学与社会科学研究人员、社会公众和行政立法机构达成基本的社会共识，并不反对转基因技术的实验室科学研究[⑧]。

粮食安全作为立国之本，历来是世界各国的决策基石，在不同的历史阶段，关注焦点各有侧重。迄今为止，我国粮食总量保持 10 年连续增产，小麦、稻谷和玉米的进口量不到自产谷

物的 2.7%，即中国口粮 97% 来自本土。国家持续粮食进口是市场价格和品种调剂的策略，并非粮食短缺（参见注⑤）。现阶段，中国粮食安全的主要威胁来自耕地荒废流失、重金属和化学污染、水资源减少、生产流通成本和腐败浪费等因素，有关宏观环境与制度建设的主要问题，2013 年末以来的《十八届三中全会公报》、中央经济工作会议、中央农村工作会议及其 2014 年一号文件中，均作了详尽表述。

在这样的局面之下，农业科技界某些人士，极力推动技术上尚欠完善、安全性尚留疑虑、经济上回报存疑、战略上漏洞无数的转基因主粮，试图将转基因主粮商业化实质性地转化为国家农业规划。此举既非雪中送炭，也非锦上添花，实属忙中添乱。最为蹊跷的是，“挺转”精英始终欠缺一个直截了当的理由：为何国泰粮足之际，中国必须立即实施转基因主粮商业化?

现代政治作为一种平衡艺术，旨在缓解社会矛盾，调整导向偏差。2009 年农业部转基因主粮安全证书出台以来，社会各界从不同视角，直指农业部颁布证书的程序与权位瑕疵。面对争议，代表“华恢 1 号”和“Bt 汕优 63”安全证书获得方的华中农业大学生命科学学院院长张启发院士依旧表示：“不知为什么那么多人反对转基因”——这样的表达本身就有将“转基因技术研究”与“转基因主粮推广”混淆之嫌。他还流露出抱怨农业部“行政不作为”的牢骚情绪[⑨⑩]。

如果换一个角度来解读，这恰恰说明当下国家农业最高决策层，对农业部当年颁布的转基因主粮证书及其后续社会反应，开始予以重视，并采取审慎的态度。2010 年设立的“国务院食品安全委员会”，作为国家食品安全工作的高层次议事协调机

未来由农业部独自定夺转基因主粮出台的程序将被纠正，以避免行政纰漏。

构，由 15 个部门构成。此委员会按照《中华人民共和国食品安全法》授权，“国务院农业行政、质量监督、工商行政管理和国家食品药品监督管理等有关部门应当向国务院卫生行政部门提出食品安全风险评估的建议，并提供有关信息和资料（第十五条）”。也就是说，未来由农业部独自定夺转基因主粮出台的程序将被纠正，以避免行政纰漏。

对照《中华人民共和国行政许可法》信息公开有关规定，农业部先前组织的转基因安全审批人员构成相当片面，以系统内部人员为主，利益倾向明显，至今未见结构调整。如今农业部公开信息栏目，仍列有 2004 年“全国农业转基因生物安全管理标准化技术委员会”构成名单，参见下表[11]：

表 1　全国农业转基因生物安全管理标准化技术委员（SAC/TC276）成员构成

委员会职务	农业部		直属科研院校		其他监管		疾控与健康		其他		总计	
	人	%	人	%	人	%	人	%	人	%	人	%
主任委员	1	2	0	0	0	0	0	0	0	0	1	2
副主任委员	1	2	2	5	2	5	0	0	0	0	5	12
秘书长	1	2	0	0	0	0	0	0	0	0	1	2
副秘书长	1	2	0	0	0	0	0	0	0	0	1	2
委员	4	10	19	46	2	5	5	12	3	7	33	81
总计	8	20	21	51	4	10	5	12	3	7	41	100

这份统计分析名单暴露出了值得关注的问题：① 农业部官员直接担任主任和委员，标准制定与监督裁判合二为一，共

8名，占20%；② 来自农业部直属单位的委员占了50%以上；③ 直接监管消费者健康安全的委员仅4名，不到10%；6名主任委员中，仅一名农业部以外的食品安全监督部门官员。该委员会中未见环保机构专业人员，社会伦理等人文学科专家的意见更是无从表达。可见，“全国农业转基因生物安全管理标准化技术委员会”严重轻视主粮质量、消费者健康安全、环境保护与文化传承，是公信力极其有限的咨询机构。由其审核并蹊跷出台的安全证书，越位越权，干预了涉及全国民众饥饱、健康和环境全局的重大事宜。

二、仅靠陈旧粗糙的技术无力参与国际政经博弈

抗虫转基因水稻和转植酸酶玉米等转基因作物的技术实现路径，主要依靠抗虫、抗旱、抗药、功能蛋白等特定基因片段，在传统主粮基因上克隆或者修饰。该分子生物学思路并非农业科研原创，20世纪七八十年代在基础生命科研中已经成熟，我国也有大批理论与技术胜任基因改造的研究机构和研发人员。

90年代起，转基因作物如番茄、木瓜、大豆、棉花的人工育种和大田应用趋于完成，至今仍在跨国公司的注册专利保护之中[12]。2013年11月，以安德生（Anderson; Heather M.）为主的7名美国孟山都公司（Monsanto Technology LLC, St. Louis, MO）雇员再次补充，重申了对Bt基因在玉米种植上下游产业链中的技术更新和专利保护（美国专利局登记号USP#8，581，047)。

据本文作者之一在美国的调查，目前，孟山都公司仅在美国专利局就拥有与Bt基因有关的有效专利87项。孟山都公司的主要市场对手杜邦公司，也在美国专利局获得74项有效Bt

所有夸大其词地宣传我国转基因主粮将有效应对未来粮食危机的战略口号，非但为时过早，且有欺骗之嫌。

基因专利保护。在其他国家专利局中，跨国公司早已将自己的利益登记在册，随时可以启动司法诉求。

就目前的“华恢 1 号”和“Bt 汕优 63”水稻而言，即使水稻原株土生土长，但抗虫基因显然缺乏自主技术产权，随时会遭遇外强挑战。除非我们在此研究基础上，再接再厉，开创性地发现本土抗虫基因并且在植株上克隆修饰成功，具有广泛杀灭各种害虫的实用特性，真正名副其实地积聚中国创新能量。在此之前，所有夸大其词地宣传我国转基因主粮将有效应对未来粮食危机的战略口号，非但为时过早，且有欺骗之嫌。

绿色和平组织近年连续发表报告，警示中国转基因水稻中的外国专利问题，例如 2013 年提交的报告《双重风险下的转基因水稻研究》，主要结论认为：目前中国国内的三种转基因稻种，不仅涉及孟山都公司的专利，而且还涉及先锋公司和拜耳公司的专利。这些专利可能会对中国的粮食自主权、中国农民的生计、中国的粮食价格等方面产生负面影响[13]。

作为我国现代生命科学分支的农业基础科研，在分子生物学整体水平中起步晚、理论弱，目前尚处于消化、吸收、模仿学科成熟技术的阶段。至于生命科学要求配套实施的科学伦理，更是长期滞后，缺乏重视。近年来，政府从粮食安全和基础保障角度出发，投入上百亿元的公共研究经费加强农业基础研究固属必要，但科研的主导方向，首先应该着眼弥补基础断层，其次突出成熟技术应用指导，再次赶超世界先进学术目标。上述农业科研发展优先顺序的定位中，研究主体的内在意识起了决定作用，故研发人员应该摆脱急功近利的利益考虑，行政部门摆脱好大喜功的政绩羁绊。

2013年，哈佛大学等机构的最新植物分子生物学研究，包括在人工设计的小分子RNA上，自主调控目标基因的开、关程序，未来的转基因作物将按照人类目的，产生精确、高效、及时的终极产品[14]。诸如此类的研究方向和技术储备，国内农业科研资金最充沛的院士级实验室，尚无公开发表。主要农业科研机构发表的研究成果影响力有限，与大部分国产学术数据结局类似，研究成果缺乏同行引用，远离实质贡献[15]。

比较而言，上海交通大学生命科学与技术学院在转基因植物表达数字化分析上，尚属领先一步[16]。而农业部许可的转基因主粮样本，不过是原始转基因技术的同质重复。一代转基因作物依托基因枪技术，随机将基因片断插入目标作物，已被发现潜伏重大缺陷，比如基因活性逐年递减、非特异性未知蛋白意外分泌等。国内某些号称转基因主粮领军人物者，其学术专长与技术优势，与分子生物学研究前沿相距几何？即使在同行联盟和科研立项中占据优势，但在国际转基因理论拓展和技术创新的竞争中，仍难免捉襟见肘。故即使转基因主粮研发有诱人前景，欲蒙其利则路尚遥远。

三、目前转基因主粮有严重缺陷，当下绝不应在国内推广

转Bt基因主粮作物分泌各种不同分子结构的CRY抗虫蛋白，可以直接毒死对其敏感的部分农作物害虫。据此，部分转基因主粮理论上被间接解释为减少农药用量，增加产量，从而获得经济效益。由于主持方至今未公布转基因主粮大田种植基本数据，上述观点缺乏科学数据的有力佐证，有关信息只能作为理论假设，对转基因主粮远景有所期待而已。

转基因技术的安全漏洞，和跨国资本的种业垄断阴谋，应该作为两个极端重要的科学政治学视角。

曾有中科院遗传与发育所研究员在基因农业网上撰文[17]，2011 年中国抗虫棉种植面积达到 390 万公顷，占全国棉花总种植面积的 71%，目前自主抗虫棉品种已占中国抗虫棉市场的 95% 以上。至 2011 年，全国累计种植抗虫棉约 2 500 万公顷，14 年的应用，减少农药用量 80 多万吨，新增产值 440 亿元，农民增收 250 亿元。单因种植抗虫棉，每年减少的化学农药使用量，相当于中国化学杀虫剂年生产总量的 7.5% 左右；棉农的劳动强度和防治成本显著下降，棉田生态环境得到明显改善。但以上描述缺少基本数据支撑，如年度种植面积与用药量的关系、年度棉花市场价格、当年其他非转基因经济作物与农药的关系等，因此难以就此得出成绩归功于转基因作物的结论。

在中国基层总体统计数据不准的情况下，国务院宁愿通过用电量估计各地 GDP 实况的背景下，即使上述棉业数据计算无误，但在缺失统计学指标的方式下非但难以证明农药减少、产量增加，反而暴露出统计素质的低下。类似的困扰，一直影响到中国顶级农口院士的形象[18]。

对转基因农业描绘的诱人前景，必须有清醒认识，并考察已规模化种植的南美诸国和印度国民经济发展现况。在目前的技术水准和市场格局下，上述国家先行转基因种植十几年，饥饿与贫困依然同行，向中国大量出口转基因大豆、转基因玉米，是他们缓解农业困境的强国战略[19]。显然，转基因主粮未能担当农业救济手段，粮食安全的危机在发展中国家具有政治共性[20]。法国卡逊奖得主罗宾的《孟山都眼中的世界——转基因神话及其破产》陈述了重要观点[21]，转基因技术的安全漏洞，和跨国资本的种业垄断阴谋，应该作为两个极端重要的科学政治学视角。

主权国家切忌匆忙实行转基因主粮种植。

北美从 1996 年开始大规模种植玉米、大豆、油菜籽这几种作物的转基因品种，而在西欧，法国、德国、荷兰、奥地利、比利时、卢森堡、瑞士等国家是不准种植转基因作物的（西欧只有西班牙允许种植）。新西兰 Heinemann 教授等 5 人，比较了数十年来北美和西欧这几个作物的种植，旨在考察同样的作物，具体到种植转基因品种和非转基因品种，到底孰优孰劣。他们的研究结果发表在 2013 年 6 月的《国际农业可持续性》（*International Journal of Agricultural Sustainability*）杂志上[22]，已被广泛引用。在该论文中，详细数据和图表都清楚表明：无论是在种转基因品种的北美，还是在不种转基因品种的西欧，上述作物的产量都在上升，农药的使用量都在下降。但是西欧的产量上升得比北美的快，在农药的使用上更明显地比北美下降得多。所以，转基因品种能够增产和减少使用农药这两个神话，至少在这项研究中，是完全破产了。

Heinemann 教授的论文还强调了一点：凡是种植转基因品种的地区，可供种植的同类作物的品种就会急剧减少。换言之，实际上转基因品种会破坏当地环境的多样性。而对于转基因品种的这一有害之处，推广转基因主粮的人从未向公众提及。

中国农业科学院作物科学研究所佟屏亚研究员最接近农业科研核心内层，他提供的数据对于厘清转基因农业有重要参考价值：学术界至今没有获得粮食增产基因；所谓杀虫可以减少农药使用，只是理论计算；Bt 蛋白不能对所有自然界的昆虫起作用，况且还有昆虫抗药反应。他的原话令人震撼，国际跨国种业巨鳄布局十年，渗入民族种业，从人才培育到市场垄断，都已大有斩获，有关情形令人触目惊心[23]。

四、以史为鉴，在转基因主粮争论中实践民主协商机制

2010年初，本文作者之一率先从学术角度挑战“转基因主粮技术有助解决我国粮食危机”的观点，从科学政治学的研究角度，开始探寻现阶段实质放行转基因主粮的“科学伦理底线在哪里”[24]。此后几年，本文作者一直关注这场涉及生命科技畸化的争论[25]，到目前为止，这场争论中政府运作记录所表现的开明姿态，最值得称道。几年来各方利用报刊、电视、网络、讲座和街头示威等各种方式，表达观点诉求[26]，他们往往从技术层面切入，直面转基因主粮产业化导致的产品安全问题。但争议的深层其实涉及国家政策制定、行政执法困境、民生危机根源、集团利益掠夺等重大政治元素。

这是一场源于技术争论的意外公民实践，实为科学政治学的极佳研究范例。在我国转基因主粮争议中，也不乏利益部门及其代言人物，试图将激烈、平等的争论焦点，贴上政治归类标签，拖入“阻碍科学发展”“造谣生事”等意识形态边缘[27]，所幸目前结果显示，高层决策与实施部门相对开明，这种运动式惯伎并未得逞。我国科技思想探讨园地尚留一方净土，使之得以按照自身的发展规律求生、进化。

现代文明进程中曾有过科技清明阶段的纯真年代，回顾历史，可知开创和培育去意识形态化的宽松环境，是促进科学技术健康发展的先决条件。

第二次世界大战前后，DDT在传染病控制和粮食增产上确实起了很大作用，但战后长期累积和普遍喷洒DDT引起的环境

毒害和健康危害，日益显现并逐步得到技术实证。至 20 世纪 60 年代，有关 DDT 与环境危害的争论，被罹患乳腺癌的弱女子卡逊《寂静的春天》点燃后，反对 DDT 阵营中，加入了《纽约客》这样文艺时尚的大众媒体，杂志居然将该书关键文字，以一线记者报道的形式，连续三期原文刊登。而支持 DDT 阵营的论点，则延续一贯的冠冕堂皇，高谈“民生温饱”“国家利益”和“全球战略”，他们代表的既得利益集团，维持惯用的思维定式，以“政治正确”占据舆论高地。

如果我们查阅 20 世纪六七十年代有关 DDT 生产、使用和争论的原始记载，有关专家、政客、媒体从不同视角发表的未来发展憧憬和当下危机证据，继而比较今日发生在我们身边的转基因主粮争论，历史就是如此轮回相似。

有关 DDT 对环境与健康危害的思想、作品，直到 20 世纪 70 年代末的中国，才开始被有识之士逐步介绍、出版。其中，代表作《寂静的春天》被认为是近 50 年最有影响力、改变了科学技术与人类生存关系的扛鼎之作。“多数人希望通过科学和技术的发展来解决这些问题，而没有意识到这些问题恰恰根源于我们现代性的存在方式。”[28][29]

《寂静的春天》的思想性，长期没有在中国达成共识，这一方面是因为盲目崇拜科学技术的风气浓烈，另一方面是唯利是图的初级市场对科学技术已经告别纯真年代的实况视而不见。20 世纪下半叶，国际社会开始思考“增长的极限”“只有一个地球”等问题[30]。美国前副总统、诺贝尔和平奖获得者戈尔为 1994 年版《寂静的春天》作序说：“作为一位民选政府官员，给《寂静的春天》作序有一种自卑的感觉，因为它是一座丰碑，它为思想的力量比政治家的力量更强大提供了无可辩驳的证据。”[31]我们希望更多对国家科技决策具备影响力的精英阶层，关注和审视当下中国的转基因主粮化产业进程。

五、转基因主粮“试吃”活动的合法性问题

按照中国食品分段管理制度，农业部的转基因主粮许可，应严格控制在种籽产业范围内。所有关于试吃、人体试验和营养毒性的话题，都超越了农业部门行政许可范围。中国卫生食药部门至今没有颁发任何转基因主粮加工、流通和餐饮的行政许可，即使转基因产品的科学实验，也在美国塔夫茨大学私自来华开展黄金大米人体试验事件中[32]，被医学主管单位一再否认曾经立项。现阶段，法律禁止任何境内的转基因主粮加工、烹饪和流通，上述行为均涉嫌违法。

这有《中华人民共和国食品安全法》明文规定的法律条款为据。该法第 4 条规定：国务院质量监督、工商行政管理和国家食品药品监督管理部门依照本法和国务院规定的职责，分别对食品生产、食品流通、餐饮服务活动实施监督管理。第 36 条规定：食品生产者采购食品原料、食品添加剂、食品相关产品，应当查验供货者的许可证和产品合格证明文件；对无法提供合格证明文件的食品原料，应当依照食品安全标准进行检验；不得采购或者使用不符合食品安全标准的食品原料、食品添加剂、食品相关产品；等等[33]。

但是，由于留种稻谷和玉米均可直接食用，农业部转基因主粮许可证问世之后，某些专家有意混淆农业许可与食药许可的区别，混淆基本毒理学评价概念，罔顾科学伦理，欺骗并误

其实按照科学共同体规范，即使品尝实验阶段的产品，也必须遵循人体实验的伦理和技术程序。

导公众，实属主动突破伦理底线，违纪、违规和违法的行为。

2013 年 10 月 19 日，《北京晚报》和《南方都市报》等媒体记者，被邀出席在武汉华中农业大学国际会议报告厅举行的“全国首届黄金大米品尝会”，现场提供转 Bt 基因大米制作的月饼、米糕、米粑和豆皮；另有 10 公斤“黄金大米”（转胡萝卜素基因，连农业安全许可证也没有的试验产品）熬成米粥。张启发院士当场作了题为《作物育种的主要发展趋势》的演讲[34]。

当公众质疑上述活动组织者将尚未通过生产、流通和卫生许可的中试样品，提供给非特定人群食用，有违规、违法嫌疑，呼吁行政及执法部门查处时，黄大昉研究员 11 月 9 号接受《新京报》记者采访，声称是“网民、消费者自发组织的一些转基因食品的品尝”。然而，普通“网民、消费者”从何处得到转 Bt 基因大米和“黄金大米”？并可公然占据重点大学国际会议厅举办活动？还能邀请到院士在活动上演讲？至于公众强烈要求张启发院士公开其声称的 61 名院士集体“挺转”的“上书”文本和名单，则至今未见答复[35]。

其实按照科学共同体规范，即使品尝实验阶段的产品，也必须遵循人体实验的伦理和技术程序。依靠大众媒体报道，诉诸再多的“口感好、香气浓”之类溢美之词，依然不具任何科学价值，缺乏统计学设计与分析的数据，展示不了任何学术结论。

某些技术精英的欺骗性在于，他们通过改装的科学共同体专业话语，随意歪曲和偷换概念。比如“国内大部分人吃过转基因食物”的说法，就有意混淆食用油和食用主粮摄入人体数量级上的差别，以及摄入质量的本质区别。前者主要由提纯脂肪构成，后者则为全成分食品，含有更多未知成分。再如“转基因食品无毒”的言论，只是简单表述了没有腹泻、发热等 90 天急性毒性实验结果，有意回避教科书上被学术共同体重点讨论的慢性毒性试验、致畸、致癌、致突变等为期数年，甚至几代的动物实验、人体实验、流行病学回顾实验和队列前瞻实验[36]。类似的经典工作，老一辈食品卫生工作者皆亲力亲为，本文作者之一三十年前作为大学生志愿者，也曾参与国家为期数年的辐照食品人体实验。再看现在“试吃”活动中的某些专家，他们没有能力向国际学界提交数据确凿的毒理学和统计分析论文，却在国内大众媒体上公开误导公众，真让人有往事不堪回首之感。

又如，2012 年，美国塔夫茨大学在湖南涉案“黄金大米”人体实验，既违背科学伦理，更有乘人之危的恶劣事件出现。其后，预防医学领域的专家除了急欲自证清白，丝毫没有就“黄金大米”所代表的转基因主粮和人体试验现实危机公开深刻反省。

在某些人看来，转基因主粮项目预示着未来巨大的商业机会和资本利润。即使真是如此，地方政府的食药监督管理部门对上述“试吃”之类面向非特定人群的社会活动，理应及时核查许可文件，对违规、违法行为公开予以取缔、惩戒。而公众对此提出任何高标准的，哪怕是苛刻的技术挑剔和道德质疑，也绝对是应有的权利。

六、远离商业经济诱惑，转基因研发需要伦理约束

另一方面，转基因主粮项目面对着巨大的研究经费诱惑。农业是根本，随着国力的强盛，加大农业扶持，改变我国现代

农业起步晚、农业科研投入少、农业院校招生难、技术成果最零碎的现状，也是中国梦的一个片断。但是，实际操作中的现况依然不容乐观，在农业部网站嵌入“2012 年科研经费总数”的查询，电脑搜索结果为“零”，其管理方式之落后可见一斑。农业部网站挂出的人民日报观点《别让腐败捆住科技创新之翼》，更加触目惊心[37]，揭示了“造假也能过审批”“不论证也可立项”“没条件也得资金”“未完成也过验收”等科研监管漏洞。

基于科研项目的公众透明度极差，我们只能参考农业科研内部人士的数据，分析转基因农业的框架。佟屏亚披露：“在跨国公司策动下，转基因种业规划未经广泛听取意见，农业部科教司每年下达项目。比如支持种子企业发展生物育种共 5 个亿，明确规定培育转基因品种，41 家申报单位获 1 200 万到 600 万不等，当年 1 200 万花完，滚动再给 1 200 万，这样滚动三次。外国公司稳步渗透，不仅科研单位，中国主要的水稻为主的企业都进去了。为什么会这样？因为第一是有钱，这十年当中，由张启发带头的十位专家给原国务院负责人的一封信很起作用，240 个亿就下来了。生物育种比常规育种要多出十倍上百倍的资金，有钱就好办，就能拉拢一部分人。”[38]

难怪转基因主粮利益抢占中，重赏之下，勇夫泛滥，自私的基因和人性的懦弱双重发酵。在上百亿科研经费追逐中，转基因主粮的研究意义竟被膨胀到拯救农业命运、拯救民族命运的救世主层面。如果希望核实或者反驳上述数据，唯有赖于农业官方部门及时提供更为确凿的数字依据，向全社会纳税者澄清。而更高的层面上，则必须反思科技转化的现实动力和遗留弊端，促使科学研究回归技术贮备的创新基石角色。

拯救人类社会共同危机的理性方案，在于各领域科学技术与人文理念的相互沟通、尊重与合作。

因科技人员在技术发展活动中的核心地位，受该人群心理和利益的潜移默化，将会影响和决定项目的未来走向。因此规划相应的制衡设计，即利用法治社会的司法约束，为科研活动划定红线、底线，从科研立项、经费审计、技术评审和司法惩戒等诸方面，建立最优化监督管理，从中逐渐调适新时代的科学伦理观念，使之更加符合人类社会健康生存与进化的终极理想。

转基因主粮事关民族口粮与农业技术，但单纯相信“科技解决一切”最终很可能事与愿违。其实，拯救人类社会共同危机的理性方案，在于各领域科学技术与人文理念的相互沟通、尊重与合作。经济落后、制度缺陷和慈善缺乏的复合纠结，才是造成当下社会贫困与饥饿的关键因素。农业科研精英如能分出一点点参与转基因主粮“试吃”闹剧的热情，直接加入扶贫行动，对国家更有帮助。也能够为农业科研争取时间和空间，有助于资历尚浅却雄心勃勃的农业研究队伍静下心来，不是急于推出导致严重争议的商业化产品，而是研究精准和自主的未来农业技术。

注释：

① 竭力呼吁立即推动转基因水稻种植、试吃、市场化的学界人士，以华中农业大学张启发院士、中国农业科学院黄大昉研究员等为主。新闻报道及时跟踪，为此本文较多引用主流媒体最新发布的信息。

② 见农业部长韩长赋 2014 年 3 月 6 日在十二届全国人大二次会议新闻中心举办的中外记者会上现场答复。

③“科学政治学”不同于通常的“政治学”概念，是研究科学史与科学文化过程中采用的新颖学术路径，采用多学科交叉，研究科学所涉及的社会政治问题，以及它自身活动中所呈现出来的政治色彩。参见方益昉著:《当代生命科学中的政治纠缠——以黄禹锡被打压事件为中心》, ISIS 文库科学政治学系列，上海交通大学出版社 2017 年版。

④ 许可证分别是抗虫转基因水稻“华恢 1 号”、杂交种“Bt 汕优 63”和转植酸酶玉米“BVLA430101”。

⑤ 2014 年 1 月 22 日国务院新闻办农业问题记者会上，中央农村工作领导小组副组长、办公室主任陈锡文代表中央农业最高决策层，就转基因农产品明确表态: 1. 转基因是世界先进前沿技术，中国不能落后。2. 转基因农产品能否上市销售，必须经过严格安全评价。3. 要让消费者有充分知情权，买与不买由消费者自己决定: http://news.sohu.com/20140122/n393975620.shtml。目前中国的口粮 97% 来自本土，粮食连续十年增产: http://roll.sohu.com/20140122/n393964956.shtml。

⑥ 农业发展史表明，人类从采集渔猎社会过渡到农业定居社会，经历了几十万年。现代多元化社会特征在于允许体现不同价值观的生存方式，科技进步不是快速灭绝生态多样性的借口。有关历史可参考游修龄著《中国农业通史·原始社会卷》, 中国农业出版社 2008 年版。

⑦ 理查德·道金斯《自私的基因》不仅从生物技术层面，而且从社会行为层面诠释了基因的潜能。见卢允中等翻译的中信出版社 30 周年纪念版。本文作者之一以“基因自私，人更贪婪”为题撰写书评，讨论了转基因技术，载《文汇读书周报》2013 年 7 月 23 日。

⑧ 小布什总统行政期间，严格限制动用联邦政府经费资助人类胚胎干细胞研究。

⑨ 2013 年 10 月 20 日《南方都市报》采访。张启发院士对转基因水稻在中国的前景表示悲观，称:“2009 年 5 月，在 11 年的争取之后，我们研究的两种转基因水稻，华恢 1 号与 Bt 汕优 63 取得了国家所颁发的安全证书，当时我比较乐观，但现在 4 年过去了，这两张证书也将在明年失效，但转基因水稻商业化不是更近，而是更遥远了。”张启发还透露，2013 年 7 月，我国 61 名两院院士曾联名上书国家领导人，请求尽快推进转基因

水稻产业化。同时院士们指出农业部的不作为：http://epaper.oeeee.com/A/html/2013-10/20/contenl_1954195.htm。

⑩ Bt是苏云金杆菌（Bacillus thur-ingiensis）的缩写。从其分离出的Bt基因及其表达的蛋白，有几十种亚型，分别具有溶血作用或者杀虫作用。

⑪ 见农业部信息中心发布：http://www.stee.agri.gov.cn/biosafety/gljg/t20051107_488652.htm。

⑫ 仅美国专利局电子数据库中，孟山都公司对Bt基因的有效专利就有87种，最新专利注册于2013年11月12日（专利号USP#8，581，047），最早相关专利可追溯到1983年（专利号#USP4，370，160）：http://patft.uspto.gov/netacgi/nph—Parser?Sect1=PTO2&Sect2=HITOFF&u=%2Fnetahtml%2FPTO%2Fsearch—adv.htm&r=1&f=G&1=50&d=PTXT&s1=monsanto&s2=%22bt+gene%22&col=AND&p=1&OS=monsanto+AND+"bt+gene"&RS=monsanto+AND+ "bt+gene"。杜邦公司拥有对Bt基因的有效专利也有74种，最新专利注册于2013年5月7日（专利号USP# 8，436，162）：http://patft.uspto.gov/netacgi/nph—Parser?Sectl=PTO2&Sect2=HITOFF&p=1&u=%2Fnetahtml%2FPTO%2Fsearch—bool.html&r=1&f=G&1=50&col=AND&d=PTXT&sl=dupont&s2=%22bt+gene%22&OS=dupont+AND+"bt+gene"&RS=dupont+AND+"bt+gene"。最早相关专利可追溯到1993年（专利号USP# 5，218，104）

⑬ 文佳筠：《养活中国必须依靠转基因吗》，北京大学中国与世界研究中心《研究报告》总第78号（2013年12月）。

⑭ Li JF, Chung HS, Niu Y, Bush J, McCormack M, Sheen J., "Comprehensive protein-based artificial microRNA screens for effective gene silencing in plants" . *Plant Cell*. 2013, 25(5): pp.1507—1522.

⑮ 2011年中国科技人员发表的国际热点论文数量，超过加拿大，排在美国、英国、德国和法国之后，位居世界第5位。2001—2011年十年间，中国科技人员发表的国际论文总数为83.63万篇，排在世界第2位：http://www.people.com.cn/h/2011/1203/c25408—2250063430.html。但2009—2011年两年间，最有影响力的百篇中国论文中，被引用不足10次的占31篇，被引用超过100次的仅2篇。其中一篇共9位作者，外籍占了7位。详见http://www.istic.ac.cn/ScienceEvaluateArticalShow.aspx?ArticleID=91495。

⑯ Rao J, Yang L, Wang C, Zhang D, Shi J. "Digital gene expression analysis of mature seeds of transgenic maize overexpressing Aspergillus niger phyA2 and its non-transgenic counterpart." *GM Crops Food*. 2013Apr-Jun, 4(2): pp.98—108.

⑰ 储成才:《中国转基因作物研究回顾》, http://www.agrogene.cn/info—418.shtml。

⑱ 作为转基因主粮争论双方共同争取的话语对象，袁隆平院士一再声称自己愿意试吃转基因主粮。2014 年 1 月 10 日，袁隆平接受记者采访，再次声称愿"身体力行支持转基因技术的发展，自己也愿意试吃转基因作物"。http://finance.sina.com.cn/consume/20140110/133817913824.shtml。

⑲ 最新消息见凤凰网 2013 年 11 月 10 日报道:《全球三大转基因玉米生产国玉米全获批进入中国》, http://finance.ifeng.com/a/20131110/11044736_0.shtml; 2013 年 12 月 21 日:《中国退回 54.5 万吨美转基因玉米》, http:///news.ifeng.com/mainland/detail_2013_12/21/32357613_0.shtml。

⑳ 陈锡文:《中国粮食政策面临两难选择》, http://china.caixin.com/2013—12—31/100623750.html; 李国祥:《为何中国要强调粮食安全》, http://opinion.caixin.com/2013-12-25/100621509.html。

㉑ 玛丽-莫尼克·罗宾著，吴燕译:《孟山都眼中的世界——转基因神话及其破产》，上海交通大学出版社 2013 年版。此书为国内首部科学政治学系列丛书中的一册。

㉒ Jack A. Heinemann, Melanie Massaro, Dorien S. Coray, Sarah Zanon Agapito-Tenfen，文佳筠:"Sustainability and innovation in staple crop production in the US Midwest", *International Journal of Agricultural Sustainability*, 2013—6—18.

㉓ 佟屏亚:《中国没有必要率先种植与推广转基因水稻》，载《我们的科学文化·科学的畸变》，华东师范大学出版社 2012 年版，第 32—42 页。作为农业科学技术专家，佟屏亚研究员的观点被新华网、环球网等媒体转载报道: http://finance.huanqiu.com/data/2013—10/4492898.html。

㉔ 方益昉:《转基因水稻: 科学伦理的底线在哪里》,《东方早报》2010-03-21，又作为"《上海书评》五周年佳作精选"被转载于《流言时代的赛先生》，译林出版社 2013 年版。

㉕ 方益昉、江晓原:《当代东西方科学技术交流中的权益利害与话语争夺——黄禹锡事件的后续发展与定性研究》，载《上海交通大学学报(哲学社会科学版)》，2011 年第 2 期。《新华文摘》2011 年第 13 期作为封面文章全文转载。该文提出的"生命科技畸化"概念，起源于生物学中诱导染色体质量和数量变化从而发生畸形和死亡的专用概念，在此特指当下

生物科技异化现象。科学政治重在探讨影响科学发展所有相关因子的平衡艺术。哈佛大学教授克尔·桑德尔则从哲学层面长期探讨生命科学技术突破超越社会价值观调整速度带来的生存危机，见《反对完美——科技与人性的正义之战》，中信出版社 2013 年版。

㉖ 街头抗议作为草根民众最直接表达利益诉求的方式，近年来首先出现在转基因食品的主题上，并被新华网、环境网等主流媒体所公开报道：http://health.huanqiu.com/headline/2012—01/2368264.html。

㉗ 2013 年 10 月 17 日，农业部新闻办公室以答记者问形式，将转基因食品致癌、影响生育、导致土地报废等争论焦点，直接定性为“谣言”“说事”。相关背景则是有关农业部某副部长曾任职美国杜邦公司高层的传言不绝于耳。见农业部官方网站：http://www.moa.gov.cn/zwllm/zwdt/201310/t20131017_3633155.htm。

㉘ 吴国盛:《〈寂静的春天〉英文评点本·序》，载《〈寂静的春天〉英文评点本》，科学出版社 2007 年版。

㉙ 方益昉:《农药 DDT 命运的争议》，载《科学》1988 年第 2 期，第 141—144 页。

㉚ 李克强:《建设一个生态文明的现代化中国——在中国环境与发展国际合作委员会 2012 年年会开幕式上的讲话》，中央政府门户网站，2012 年 12 月 12 日。http://www.gov.cn/ldhd/2012—12/13/content_2289232.htm。

㉛ 蕾切尔·卡逊著，吕瑞生，李长生译:《寂静的春天》，吉林人民出版社 1997 年版，第 9 页。

㉜ 新华网 2013 年 9 月报道，美国塔夫茨大学就科研人员私自来华，从事转维生素 A 基因“黄金大米”非法人体实验事件致歉。无论出于何种动机，任何科研项目的程序与伦理失序，直接导致结果的有效性和正义性遭受质疑：http://news.xinhuanet.com/world/2013—09/18/c_117425514.htm。

㉝《中华人民共和国食品安全法》第 6 条：县级以上卫生行政、农业行政、质量监督、工商行政管理、食品药品监督管理部门应当加强沟通、密切配合，按照各自职责分工，依法行使职权，承担责任。第 28 条：禁止生产经营下列食品：第一款，用非食品原料生产的食品或者添加食品添加剂以外的化学物质和其他可能危害人体健康物质的食品，或者用回收食品作为原料生产的食品。

㉞《300 网友武汉试吃“黄金大米”》：http://news.ifeng.com/gundong/

detail_2013_10/21/30491198_0.shtml。类似的违法活动2个月后再次举行，包括食品安全专家到场背书。《首届转基因食品嘉年华，院士当场辟谣破解误区》: http://news.ifeng.com/gundong/detail_2013_12/01/31706064_0.shtml。

㉟ 参见本文注⑨。

㊱ 作为农业部直属机构，中国农业科学院农作物分子生物学重点实验室主任的黄大昉研究员目前是最活跃的代言人，发表大量转基因救国、转基因无害的言论。最新言论见其2013年11月9日接受《新京报》记者访谈的原始记录：http://epaper.bjnews.com/cn/html/2013—11/09/node_8.htm。

㊲ 杨凯:《别让腐败捆住科技创新之翼》，载《人民日报》2013—10—15，农业部官网转载：http://www.moa.gov.cn/sjzz/jcj/llyd/201310/t20131015_3629955.htm。

㊳ 佟屏亚:《中国没有必要率先种植与推广转基因水稻》，载《我们的科学文化 · 科学的畸变》，华东师范大学出版社2012年版，第32—42页。

十、黄泥二把火一团

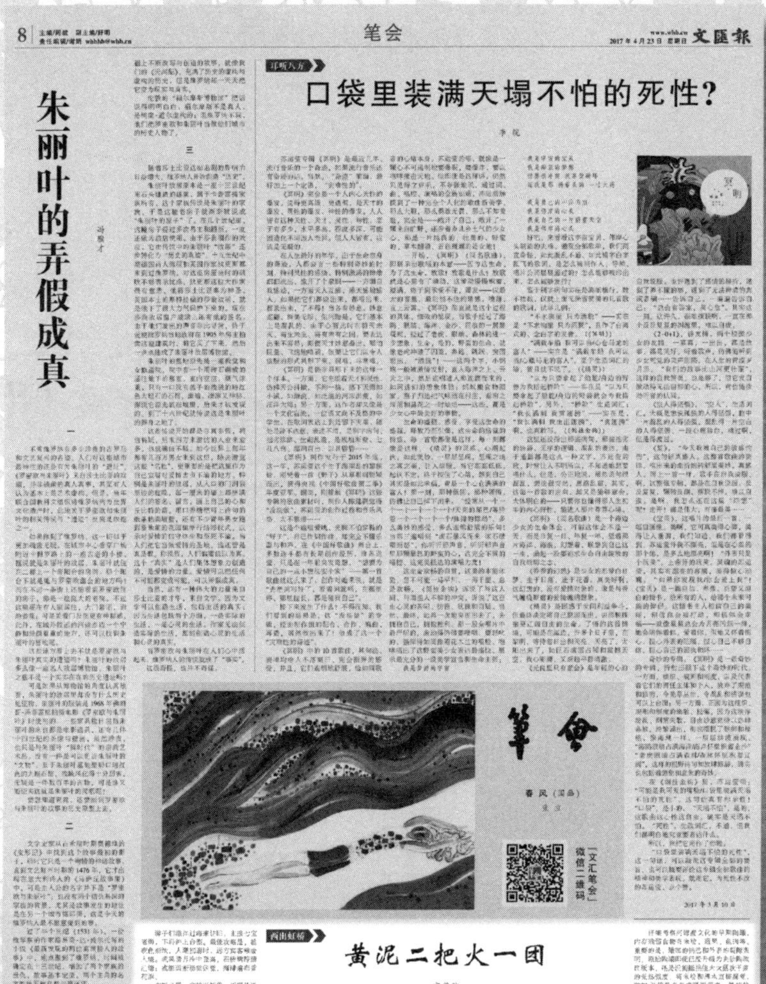
8
笔会
2017年4月23日 星期日 文匯報
朱丽叶的弄假成真
口袋里装满天塌不怕的死性？
筆會
黄泥二把火一团

游子们漂洋过海来访旧，主推七宝老街，不坍沪上台型。最佳攻略是，趁夜色渐浓，人潮初退时，远方宾客乘虚入境。或风清月冷中登高，石桥横跨蒲汇塘；或细雨淅沥里张望，商肆遍布香花浜。人入销魂处，诗出应景时，真正羞煞觅食客也！

夜饭光景，胃囊空荡的饿煞鬼，穿越石板巷，竟无视美食飘香、美女吆喝，专程来此寻宝。不顾传说中的飞来佛、氽来钟、莲花经、神树、金鸡、玉斧和玉筷等“七宝”，尽管都有模、有样、有故事，就冲着填饱肚子的稀罕物“叫化子鸡”，寻遍上海滩，唯此七宝有。

其实，将这团外表漆黑，似焦泥一团，劈开二爿，却肉质香酥的尤物，视作远古烹饪化石，也未尝不可。斯文一点，该称其“炮鸡”。史料记载“以炮以燔，以烹以炙，以为醴酪”（《礼记·礼运》），就是“以土涂物，炮而食之”的意思（《礼记·内则》郑玄注）。

炮，相对直接烧烤，算升级版手艺，具备丛林时代的审美

回溯本源，炼泥成器的启迪，理应来自人类对原始祭坛上火烧土的留心观察，高温导致泥土变性。

特征。猛汉狩猎，美女炮烹，色、香、味快感，极易获得。取几把黄泥胡乱裹上食材，任凭火焰熊熊燃烧，却免于接触食物，不再为表面焦糊烦恼。比起将食材放入泥制陶器，然后加水煮烹的程序，炮烹显然在烹饪演进过程中，更原始、更粗放。

作为原创主干技术，炮烤技能事涉生存基本需求。一万年前，文明萌芽。人类历经无数次的试错，方知土、木、水、火互动规律，开始积累原始陶坯的烤制经验。应该强调，原创制陶技艺，其价值堪比当今资源开发与核能利用。炼泥成陶，本质就是复合转化自然资源，打造世上首个化工产品，超越通过改变物理形状，制作石、木、骨原始工具的技术水准。

距今 4 000 年的遗址中，烧烤技术已经运用到比烹饪、制陶更加高、大、上的聚落建设工程领域。泥土不仅先要重力夯实，还要升火烤制，此类产品包括地坪、围墙、城墙，既结实又防水。在建筑陶、砖面世前，利用柴火炮烤建筑物，大大提升先祖的生活品质。回溯本源，炼泥成器的启迪，理应来自人类对原始祭坛上火烧土的留心观察，高温导致泥土变性。

从泥质陶起步，陶艺进步表现在调制夹砂陶土配方，烧制传热更快、结实耐用的烹饪陶器。但后世往往纠结于远古陶器迷人的刻符、造型、崇拜等形而上元素，对制陶本意所涉温饱俗务，反而视若无睹，以致连做饭这档子事，也往往表述欠精准。有专家说，龙山文化出土的陶箅，可作为蒸煮厨艺面世的标志，只需将米粒置于其上，从此吃上耐饥的米饭。

坊间笑谈也！远古陶箅孔径之大，直接蒸鱼肉蔬果，或许勉强胜任，直接蒸煮米饭值得商榷。“黄帝始蒸谷为饭，烹谷为粥”（《古史考》），其中尚需关键技巧。发明陶甑陶箅，只是第一步，箅上添加致密层，米粒才不至于掉入甑内沸水，从而实现从熬粥到蒸饭的飞跃。

也就是说，陶甑内含陶箅，箅是蒸饭要件之一。“箅，蔽也。所以做甑底。”清人段玉裁显然是见识过陶箅的，或出土旧器，或清代沿用，所以做出来的文字扎实，且含人间烟火味。“甑者，蒸饭之器，底有七穿，必以竹席蔽之，米乃不漏。”（《说文》段玉裁注）。

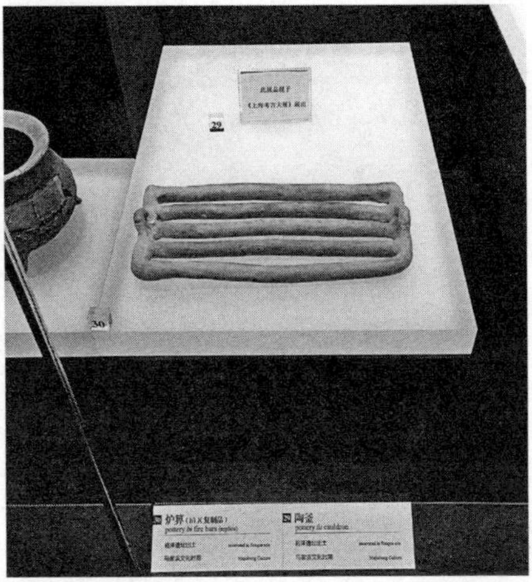

崧泽文化之箅

自20世纪70年代，崧泽文化出土陶箅、河姆渡文化出土竹编草席后，前辈学人的合理推测，需要部分修正。黄宣佩以为，陶箅该称炉箅，主要作为火膛部件方便供氧。至于龙山文化的圆形多孔构件，用作炉箅、蒸箅、蒸盖，各种有关空气流动的选项，应该均有可能。

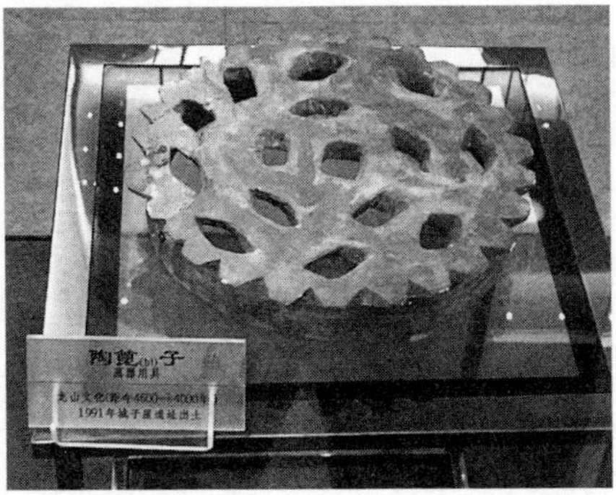

龙山文化之箅

仔细考察河姆渡文化的早期陶罐，内存残留食物如米粒、蔬果、鱼肉等。重要的是，罐底的锅巴和外表的裂隙表明，原

原始炮、煮、蒸，尽管三类厨艺均涉黄泥二把火一团，但分别代表的原创技术含量，天差地别。

始陶罐即便已经升级为夹砂陶改良版本，还是没能抵挡住大火猛攻干煮的受热强度。将米粒和沸水直接混煮，7 000 年前最多煮成厚粥程度。继续将水分烧干，往往事故频发，导致陶罐破裂报废。现代人沿用陶罐煎熬中药，常有类似体验。

其实，河姆渡出土的编织物，如芦、竹、草等直接证据提示，成功的米饭蒸煮烹饪，理论上具备了条件。利用任何陶罐，只要覆盖竹席或草席，都有助于其上放置的米粒吸收水分。当下民间沿用的草席竹笼蒸锅，无疑保留着人类原始智慧的基因痕迹。

原始炮、煮、蒸，尽管三类厨艺均涉黄泥二把火一团，但分别代表的原创技术含量，天差地别。最离谱的，是将原始“炮”与后世“泡”混为一谈，即“炮菜”无关“泡菜”，千万别将高温烧烤与微生物发酵混作一锅。两者不仅在技术发明的时间秩序上，相差了数千年，在技术发明的复杂程度上，当然也相差了好几个数量级。

原载 2017 年 4 月 23 日《文汇报·笔会》

按　语

博物馆对我而言，是感觉最亲近的地方，也是我各地旅游的必备节目。作为一项高端文化建设项目，出乎意料的是，节日长假里如果你想躲清闲，大概现在也只剩博物馆人流相对稀疏一些，比起商品化的旅游景点宽松多了。

从个人爱好出发，我愿意隆重推荐的博物馆，地区级的首推本地新秀，上海青浦博物馆（上海市青浦区华青南路1000号）、崧泽遗址博物馆（上海市青浦区赵巷镇沪青平公路崧泽村），国家级的要数山东省龙山文化博物馆（原为城子崖遗址博物馆，位于济南市章丘区龙山街道）。

一般以为，我可能对古人类的骨骼更有兴趣，视角加专业，包括我所尊敬的复旦大学考古系陈淳教授，都以为我的基础医学科班背景，有助于重新认识远古人类的生长发育、营养状况和疾病痕迹。自然，走进古人类，我的眼光不会放弃注视这些人类学的基本要点。

但我更喜欢观察、研究人类外化的一些特征，从先人发明的手工艺、工具和生活常识中，寻找他们认识制造适合人体需求的蛛丝马迹。从这些人工创造，能够反映出人类的智慧能力、发展过程，以及与生理状况的相互依赖关系。说得更专业一点，就是医学起源的痕迹，医学由此面世。其中，人类告别猿猴的唯一拐点，就在于对工具的主动把握、制作、时刻不离、以工具再制工具、在已有工具上加以改进的理性过程。

进入农耕文明时期，华夏大地上人类及其群落的整体进步，带动了农具、炊具的不断更新，这部分展品，是博物馆陈列中的主要构件。由于它们看似粗鄙、残破，当游客们奔着晚期的精美工艺而去的时候，留下我静静地与先人智慧碰撞、激发时空火花，那时最激动人心的时刻降临了。几千年中，饮食资源与成品技艺的华夷沟通，使得饮食烹饪技艺，成为东西方文明交流与技术融合的最基本组成部分。

延伸阅读

食材原料与烹饪技艺对健康的协同促进 *

20 世纪 60 年代，考古人员从江西万年县仙人洞遗址发现距今 1 万年左右、代表人类最早水准的陶片。2012 年起，我国学者与哈佛大学、波士顿大学专家合作，将有关该遗址的研究成果，连续发表在美国《科学》《考古》等重要杂志，这些陶片记载的历史可能改写。江西万年仙人洞遗址发现的制陶技术，可以上推到两万年前。最保守的估计，我国先民利用陶土制作炊具的历史，至少距今 7 000 年。河姆渡遗址出土的陶器上，准确无误刻划着稻穗、家猪的旧影。类似的考古发现证明了一个重要事实：中国最原始的制陶技术，几乎伴随农耕技术同时面世，无论在仙人洞遗址还是河姆渡遗址，人工种植水稻的遗迹，是不容否认的事实。稻作起源伴随陶艺的诞生，向研究者提供了一项非常值得注意的华夏科学史研究二维信息。一方面，先人

---

* 摘自方益昉:《中国古代饮食技术与食材要素》，原载《中国科学技术通史Ⅳ · 技进于道》，总主编江晓原，上海交通大学出版社 2015 年版。标题为选入本书时所加。

面食的制作，对于炊具的要求宽松得多。

们有意识将大量谷壳在陶土中掺比，意味着人类开始注意泥土膨胀与火候温度的复杂关系；另一方面，食料与不同陶制用品依赖关系的建立，体现了原始社会中有关储存、烹饪和分享等实用技术与人际关系的成型。

受制于原始低温制陶的成品质量，古人在此阶段的烹饪手段极其有限。加热沸煮是制作熟食的主要步骤，而保持容器中含有足够的液体，以免陶制器皿烧干爆裂，则相当关键。先民们劳作一天，稠粥烂饭，聊充主食，维持饱腹的时效可想而知。但是，对于勤劳的先民而言，这种生态不得不维持很长的历史阶段。直到很久以后，锅底或者罐底出现细小的空隙设计，人们开始普遍使用由下鬲上甑两部分组成的复合炊具，这才导致蒸煮技术面世，米饭粒粒，喷香饱腹的主食最终端出灶台。河姆渡遗址出土过陶釜里残留的褐色锅巴，推测就是当年干饭制作中的一次小小意外事故。如果今人一定要按照自我的美食理解，将其推测为特制的煲仔米饭、香脆锅巴，恐怕这样的烹饪手艺，至少还需探索上千年，等待高温陶器或者青铜器的面世，方能享用。相对而言，面食的制作，对于炊具的要求宽松得多。石磨盘的发明与改进，无论米面、黍面，还是稍晚传入的麦面，都可做成火烧面饼、水煮面片，或者融合了外来发酵技术的面食制品。尤其是汉代以降，民族融合大大拓展了“饼”这种大众面食的内涵与外延，其系列包括面条、饺子、馍、窝等大部分通过揉面、擀面等初始工序启动加工的各类产品，最后的加工步骤，无论出自水滚、炉烤、油炸，还是高温蒸汽，已经不再重要，有关食物均可归入饼之大类。2005 年 10 月，英国《自然》杂志报道了距今 4 000 年，属于中国先秦时代的一坨出土面条。研究人员考

自青铜时代降临，高温烹饪技术开始成熟，各路厨艺好手拓展美食想象，一展技艺的时代来临了。

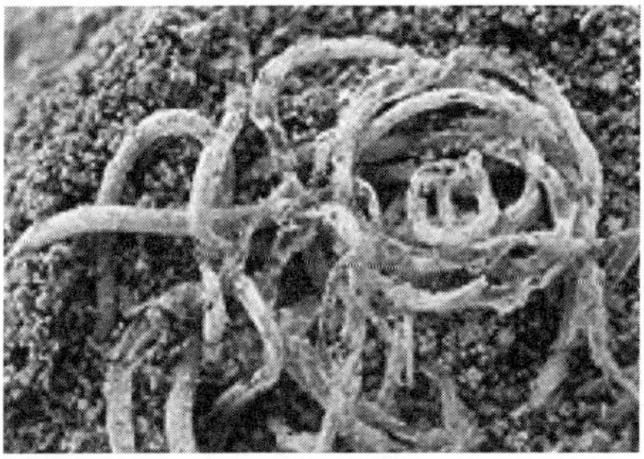
属于先秦时代的出土面条

证，出土食品由粟米面加工制成，它无疑担当了中国最早的面条之美誉。这碗西北大众食物，当之无愧印证了华夏食物的多样性以及饮食技术的继承脉络[①]。只是应该将此碗食品，称作汤饼，方才符合中国古人的思维与习惯。凭借新疆地区自然气候的特点，有机古物长期保存具有天然优势，如今，自治区博物馆常年展示着唐代的春卷和饺子，这种古代的“馅饼”，为后人展示了华夏食物的大一统体系。小麦作为西域土生土长的作物，不仅在东土广泛种植，其影响超越了中原古老的五谷传统，成为主粮。春卷和饺子的食物形式，最终得以在中原地区成功改良、生根，关键在于融入了自诗经时代便流行的烹饪“调和”原则，各种美味馅仁，聚而合一,五味生津。

自青铜时代降临，高温烹饪技术开始成熟，各路厨艺好手拓展美食想象，一展技艺的时代来临了。也就是说，先人们开始逐步摆脱几十万年间关于如何吃饱的摸索；随着农耕技术的稳定进步，农具炊具的不断升级，如何吃得好，即将成为华夏先民未来几千年中，以食为天，甚至比天还大的大事。他们不惜工本，继续在拓展食物资源、制作可口美食两大关键上，竭尽努力，苦下功夫。

起源于秦汉以前的伊尹传说，将治大国若烹小鲜的理想哲学，一直在华夏故国流传了上千年，羡煞权贵。不过，真正馋煞饕餮客的，是同期记载的“八珍”“招魂”等美食佳肴，有望满足一时的口腹食欲，而要制作出这些厨艺精品，每一项都少不了高温烹饪的技术配合。西周八珍计有：淳熬（肉酱熬油拌干饭）、淳母（肉酱熬油黄米饭）、炮豚（煨炸慢炖烤乳猪）、炮牂（煨炸慢炖小羊羔）、捣珍（焖煮牛、羊、鹿里脊）、渍（慢炖酒糖牛羊肉）、熬（干煮五香牛肉干）和肝膋（网油煎烤狗肝）等八种中原美食（或者八种烹调法）。制作西周八珍的原料，分别取自牛、羊、麋、鹿、豕、狗、狼，对今人而言，面临食料安全或者法律障碍问题，一口难咽。位于南方的楚人，肉食是否丰盛，并非他们判别佳肴的唯一标准。他们的味蕾体验和美食理念，要比中原贵族更加细腻，《楚辞·招魂》以优美的诗句罗列成行的美味，证明南方民族更注重五味与口感：

> 室家遂宗，食多方些。稻粢穱麦，挐黄粱些。大苦醎酸，辛甘行些。肥牛之腱，臑若芳些。和酸若苦，陈吴羹些。胹鳖炮羔，有柘浆些。鹄酸臇凫，煎鸿鸧些。露鸡臛蠵，厉而不爽些。粔籹蜜饵，实羽觞些。瑶浆蜜勺，实羽觞些。挫糟冻饮，酎清凉些。华酌既陈，有琼浆些。

在这些微妙的生理体验上，营养过剩和饮食靡费的今人，明显不再具备分辨、享受的能力。

秦汉以降，大一统的社会制度对技术的规范和交流的通畅带来便利，后人有更多机会通过出土实物、文字画像等多种形式，了解古人的生活真相。在此之前，经、史之类的“庙堂”典籍，多少也会涉及种植、饲养与食物制作，这些文字记载主要来自儒生的道听途说，难以真实细致地反映实际操作人员的工艺流程，直面要害。得益于秦汉文字改革与普及，越来越多的底层官员和现场操作人员，注意收集和整理农书、月令等直接贴近农事种植和食物制作的书籍，他们常年密切接触农人和手工艺者，或者本人就直接参与劳作，这样流传下来的全面真实而又可以复制的农事、厨艺技术细节与民俗文化风貌，内容可信，宜于流传。目前，研究者基本可以读其原貌的主要文本，包括《考工记》《汎胜之书》《四民月令》《齐民要术》等唐宋以前的文献，当然《吕氏春秋·上农》等四篇、《管子·地员》、《盐铁论》等较实用的文献，也记载了不少种植生计与饮食技术信息。其中，汎胜之为西汉议郎，好比今日农科站的基层技术人员，他的工作就是在陕西关中平原地区教民耕种。现在所见《汎胜之书》尽管只是辑本，但依然可见其内容对后世重要著作《齐民要术》的影响。《汎胜之书》几近融化在《齐民要术》中，后者的主笔贾思勰，贵为太守一方，但对农事为本的治理精髓感受真切，因此也就顺理成章地留给后人一部完整的农事大全。如果比较阅读我国秦汉时期的上述农事著作与西方同一时期的古罗马农业著作《论农业》《农业论》等，读者必然会发出两千年前东西方农业发展水准可观的感叹。

汉唐盛世，中原农耕技术，尤其是铁质农具冶炼锻造和设计应用技术直接流向南方，传播农耕新方法的史实，值得饮食史研究者重视。一般认为，上述技术的传播，主要是由于战乱带来的社会变迁和人口迁移。自从越来越多的自然科学研究者也介入传统的人文科学研究领域，战乱本身的周期性与规模化，也有内在规律可循。按照台湾中央研究院院士许靖华先生的研究结论，气候改变历史。公元前后华夏气候变冷，可能就是更

出土实物证明，当时的铁制品比铜制品贵重，铁器大都用作生产工具，很少制成常规兵器。也就是说，活命自救的理性需求，往往胜过野蛮杀戮的冲动。

加直接促成中国人口南迁和战争频发的外部刺激因素。北方地区、中原地区日益下降的寒流温度，促使农人向南寻找、开发温暖湿润、适宜种植的土地。计算机模拟数据显示，公元前几百年，中原地区气候适宜、农耕顺当，民众生计相对容易。酷寒的第一次先兆，出现在公元前 29 年，当年九月开始下雪，这种冬季提前的年份，一直持续到公元前 18 年。寒流、干旱与饥荒往往相生相伴，随之而来的就是饥民暴动和南迁求生。中国小冰川时期，主要发生在公元 2 世纪。研究数据显示，公元 164 年和公元 183 年冬季极其寒冷，公元 193 年的夏季吹着西北寒风。但是，来自北方的移民，带着萌芽于战国时期的坚韧铁器，直接解决了东南地区淤泥黏度较大、土地不易开垦的问题。出土实物证明，当时的铁制品比铜制品贵重，铁器大都用作生产工具，很少制成常规兵器。也就是说，活命自救的理性需求，往往胜过野蛮杀戮的冲动。比如，1983 年发现的广州象山岗南越王墓中，陪葬铜制兵器 519 件，但皆置于棺木之外。不多的几件铁兵器则位于棺内，铁剑紧贴腰部，可见对铁质兵器之珍惜。该墓共出土铁器 246 件，大部分是造船狩猎和种植农耕工具。广西贵县罗泊湾出土的汉代《东阳田器志》，就记载了从中原地区引进的起土、除草、开荒和割稻专用的铁质农具，一张清单就记录农具 500 多件。平乐银山岭墓地共出土铜兵器 299 件，铁兵器仅 4 件；而同时出土的铁质生产工具包括鼎、釜、镰、锄、斧、锛、刀削、凿等。刘邦死后，吕后下旨“禁南越关市金铁器、马牛羊”，以制裁南方的独立崛起。可见，即便离中原最遥远的南蛮之地，铁器与生计的关系，在当时是至关重要的。反过来说，自汉代开始，铁器制作生逢其时，对其技术

人类文明起源于烟雾缭绕的祭祀场景，在吸烟饮酒等精神致幻产品的过程中，天人相通，逐步升华到宗教、艺术、哲学的通达境界。

的成熟把握与推广使用，主导了食物资源的生产。

汉代疆域的拓展，尤其是沙漠丝路、海上丝路交流的兴旺，对于丰富饮食原料和烹饪方法，起到了推波助澜的作用。华夏各族口味的一体化融合，在此后的千年间，于唐宋时代达到高潮。再回到上述《楚辞·招魂》所提及的先民五味体验，国人先祖对甜味的口舌体验，主要来自蜂蜜采集和麦糖熬制。到了宋代，王灼的一部《糖霜谱》，记载了砂糖从甘蔗种植到分子结晶的技术过程，无疑是一段甜蜜的中外食品技术交流史料。季羡林先生挖掘这段中亚文化的贡献，其品质不仅表现在口味上，同时展现在学术上，将着眼点由帝王历史转向匠人技艺，研究成果冲击了死水一潭的学术江湖。延伸研究发现，饮食制品中包含与糖类制品类似特征的成瘾或者迷幻生理功能的一类农副产品，如酒类、草药、茶叶、香料、咖啡、烟草以及鸦片等。人类文明起源于烟雾缭绕的祭祀场景，在吸烟饮酒等精神致幻产品的过程中，天人相通，逐步升华到宗教、艺术、哲学的通达境界。饮食谱系无法回避与生命息息相关，与历史发展进程保持千丝万缕的这些产品。

注释：

① Houyuan Lu, Xiaoyan Yang, Maolin Ye, Kam-Biu Liu, Zhengkai Xia, Xiaoyan Ren, Linhai Cai, Naiqin Wu, Tung-Sheng Liu. Culinary archaeology: Millet noodles in Late Neolithic China. Nature 13 October 2005 Vol 437: pp. 967–968. http://www.nature.com/nature/journal/v437/n7061/full/437967a.html.

十一、不识从前挖井人

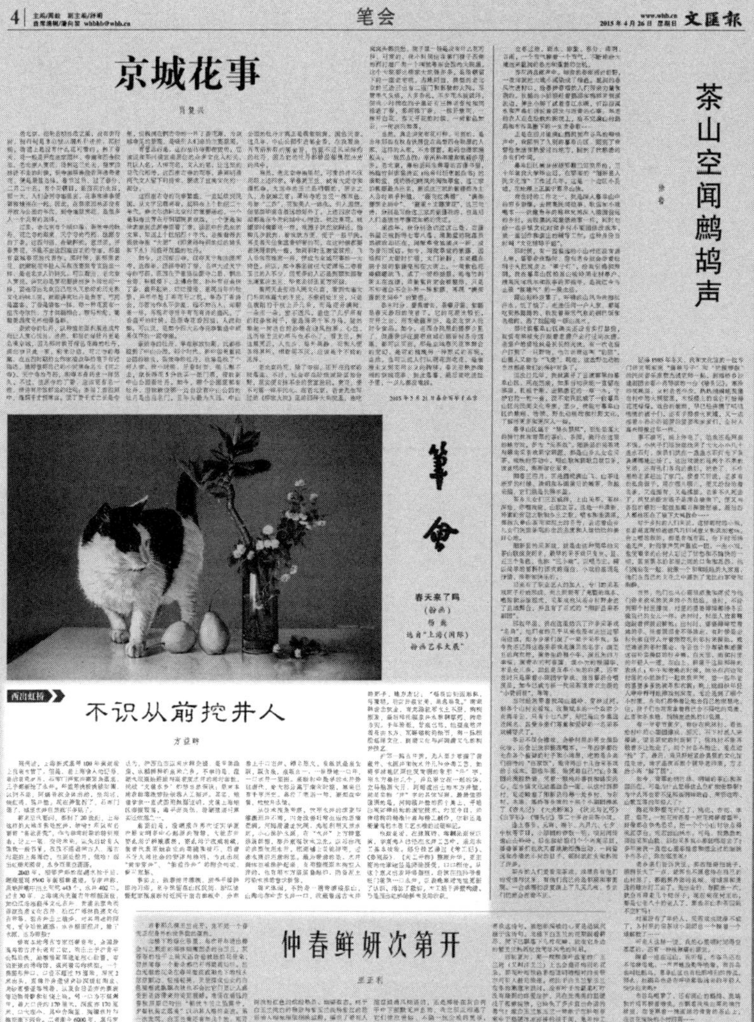
4
笔会
文匯報
京城花事
茶山空闻鹧鸪声
笔会
春天来了吗
不识从前挖井人
仲春鲜妍次第开
文汇笔会
微信二维码

照例讲，上海新式里弄100年前就接上自来水管了。但是，老上海啥人勿记得，备战备荒岁月，石库门弄堂的要紧角落里，几乎都新挖了水井。井盖用铁板铁锁加固，以防不测。阿姨爷叔全体出动，垒泥坯，烧红砖，筑井壁。现在弄堂拆了，石库门倒了，城里水井自然就不多见了。

将来后代要问，都到了20世纪，上海这样的大城市到处挖井，做啥？所以有必要将“备战备荒”，作为非常时期的特别理由，记上一笔，交代未来。以免后世有人像我一般书呆，孜孜不倦追问古人，远古时期的上海周边，也到处挖井，做啥？西出虹桥无回音，水乡百里空荡荡。

2003年，相邻沪郊的澄湖水抽干后，湖底呈现5 500年前稻田遗迹。专家声称，原始耕地中出土灰坑443个，水井402口。过去30年，上海境内史前古井频频出土，如松江汤庙崧泽文化古井、青浦朱家角西洋淀良渚文化古井、松江广富林良渚文化古井等。但古井出土越多，对其用途的探究，更令后世迷惑：水乡稻田挖井，除了水源，还为哪般？

分析河姆渡遗址数以吨计的稻谷收成事实，原地窖藏应该属于发明挖井的合理解释之一。

曾有本地考古专家自豪宣布，全国最高寿的古井长老有二位，均出土于沪青平公路沿线，油墩港崧泽遗址核心位置，岸边新建的博物馆内，陈列着实物模型。一个椭圆形井口，口径不超过 75 厘米，深度 2 米出头，直筒井身遗留夹砂深腹红陶盆、夹砂宽檐釜等残器，以及食后丢弃的麋鹿等动物骨骸和红烧土块。另一口为不规则井，最大口径约 170 厘米，深度亦为 170 厘米，口大底小，其中含陶釜、陶罐残片与梅花鹿下颌骨。两者距今约 6 000 年，属马家浜文化晚期，早于崧泽文化与良渚文化。但难以确定这两口井是否用于取水，而更接近于储存用品、堆积废物的灰坑窖井。

由此看来，发明挖井的本意，好像不应该只有解决水源一种理解。金山亭林出土的良渚文化黑陶罐，底部阴刻“井”字一枚，此乃象形汉字的骨灰级元老之一，极具井文化研究价值。先祖设计象形符号，取自生活，用于生息，既然“井”字结构不依水、不傍河，后人再任性，也没有理由将史前沪上古井，全部归类于水井。分析河姆渡遗址数以吨计的稻谷收成事实，原地窖藏应该属于发明挖井的合理解释之一。

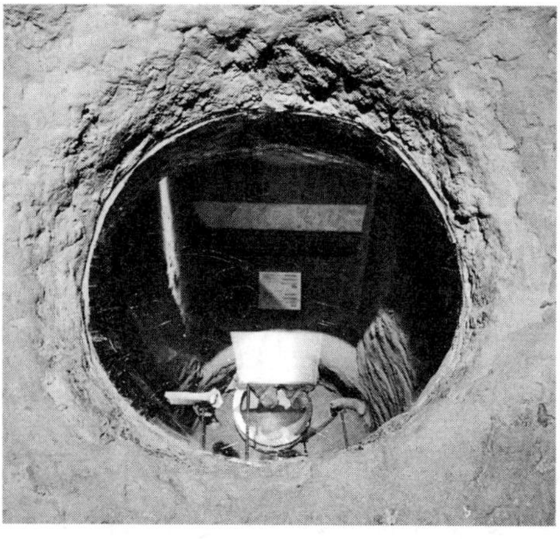

上海第一井——崧泽遗址清理出的马家浜文化时期水井实物模型

按习惯思维，到此一游的驴友们常常认为，沪西自古以来水网

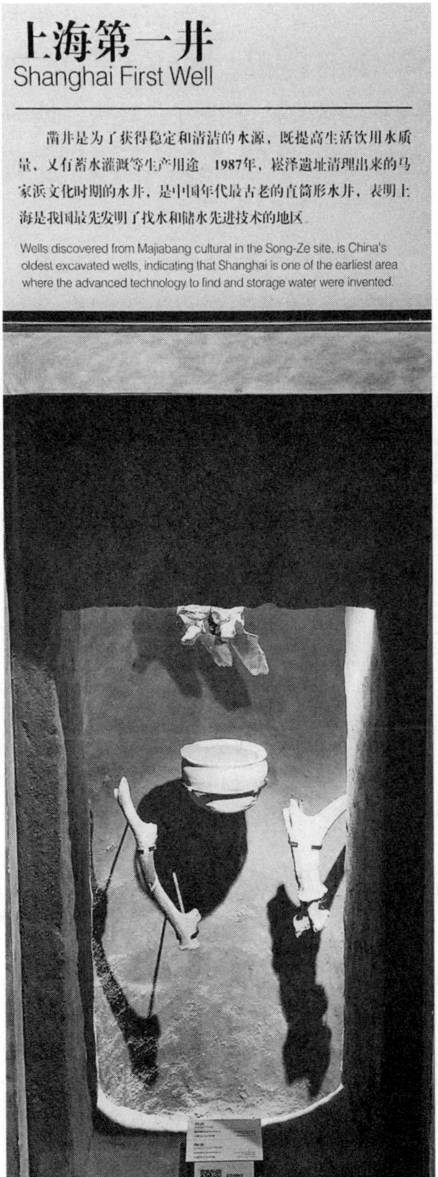
上海第一井
Shanghai First Well
凿井是为了获得稳定和清洁的水源，既提高生活饮用水质量，又有蓄水灌溉等生产用途。1987年，崧泽遗址清理出来的马家浜文化时期的水井，是中国年代最古老的直筒形水井，表明上海是我国最先发明了找水和储水先进技术的地区。
Wells discovered from Majiabang cultural in the Song-Ze site, is China's oldest excavated wells, indicating that Shanghai is one of the earliest area where the advanced technology to find and storage water were invented.

上海第一井 ——崧泽遗址清理出的马家浜文化时期水井简要说明

交错，是采集渔猎、水稻耕种的鱼米之乡。不幸的是，澄湖水底原始耕地与高密度水井的同时面世，挑战“史前水乡”的想当然假设：原来本地农田灌溉曾经依靠人工掘井。其实，地理学家一直试图用数据证明，史前上海地区海拔较高，海平面尚低，澄湖遗迹可算实证依据之一。

重要的是，澄湖遗存再次证实华夏农耕文明多中心起源的智慧，大批古井要么用于耕地灌溉，要么用于收成窖藏。前者代表原始农业的简捷和技巧，后者不乏大同社会的安详与精明，为此出现“黄帝穿井”“伯益作井”的附会传说，似可理解。

事实上，依靠挖井灌溉，滋养干燥耕田的习俗，至今保留在山区民间。浙江诸暨赵家镇泉畈村近两千亩古田畈中，分布着上千口古井。顾名思义，泉畈就是泉生畈，畈含泉，泉畈合一。一块耕地一口井，一口水井一垄田。泉畈村中最早的水井修自唐代，绝大部分属于南宋时期，算来已有千年历史。真应了老话一句，要知盘中餐，粒粒井水情。

从技术视角考察，饮用水井的演变与灌溉用井不同，内含改善日常生活的思维逻辑。人们在河姆渡遗址发现，先祖利用天然水坑，小心保护水源，在“水井”上方特意修筑顶棚，格外重视饮水卫生。以后出现的典型饮用水井，底部铺上贝蚬碎壳，过滤水质的用意明显。最为普遍的是，水井筒体也被保护起来，有用整棵原木掏空入井的，也有用木方层层叠起的，防备泥土污染水质的意识极强。

周末休闲，不妨走一趟青浦福泉山，山脚尚存中古水井一口，收藏着远古水井的影子。地方志记：“福泉山初因形似，号覆船。后以井泉甘美，易名福泉。”南宋韩世忠抗金，青龙港驻

最值得强调的是，河姆渡井壁的四个角上，开始出现卯榫结构的固定技术。

军水土不服，痢疾频发，最后拜托福泉井水熬制草药，转危为安。千年流逝，甘泉已枯，但福泉枯井周身由木方、瓦砾建构的细节，则一脉相续崧泽文化、良渚文化与河姆渡文化的构井技艺。

沪郊一路古井秀，先人至少掌握了窖藏井、水源井和饮水井几种分类工艺。如将亭林地区原住民发明的象形“井”字，用木方叠出几个，并且竖立在一起的话，立马脑洞大开：河姆渡出土的木方井壁，就是实物“井”字的具体写照。最值得强调的是，河姆渡井壁的四个角上，开始出现卯榫结构的固定技术。时至今日，卯榫结构的精准计算与精工制作，依旧还是衡量高档木器工艺水准的过硬标记。

也就是说，在建筑砖、陶制品面世以前，华夏先人已经在水井工艺中，采用木工基本技能。部分技艺通过《考工记》《鲁班经》《天工开物》整理升华，更主要的传承途径是师徒授受，口耳相传。从这个意义出发拜师祭祖，应该在祖师爷鲁班门前供一口水井，以表晚辈对先祖更新了认识，增加了敬仰。木工始于井壁构建，乃是西出虹桥始料未及的收获。

原载 2015 年 4 月 26 日《文汇报·笔会》

按 语

珍视水资源，原来并非现代思维。自古以来，先人们就把天然水脉与人类命脉，紧密关联起来。从医学角度思考，爱护水源的出发点，包括了直接关注身体健康的直观认识，亘古未变。

古人的疾患，主要是皮肉骨骼外伤和肠胃消化不适，严重者伴有微生物感染。从生物本能出发，高等动物有前辈传授的技艺，比如牛羊的选择性食草维护胃肠功能，低等动物也有自我进化而来的特质，比如蚯蚓断腰然后重生。

拥有理性思维能力的人类，总结经验，不断进取，仅仅是时间积累的问题。外伤外治，内伤内治，神农尝百草就是远古实绩。将食物与净水混合煮沸，包含了口感舒适、调和肠胃、保障营养和减少疾患等多种正面结局。

也就是说，传统医学的原点，理应立足于胃肠功能的维护，以及胃肠失调的校正这个最频发的常见生理不适处理预案中，属于人类医疗服务的最基本层次。从这个意义上说，媒体热衷报道的甘肃“猪脚炖黄豆”卫生厅长所坚持的，无关中医西医之争，而是为了保障极低生活水准和医疗服务状况下的人群的营养、卫生和温饱，属原始手段再运用而已，亘古未变。

延伸阅读

肠胃温饱、营养消化和不拉肚子的内治
——最原始且成功的传统医学目标*

2005年，广西壮族自治区在玉林地区建成了我国野生稻连片面积最大的原位保护区，总面积632亩，共保存野生稻资源110多万份，居世界首位。野生稻是现代栽培稻的远古遗脉，含有高产优质、耐寒抗旱、抗病虫害等优良基因。广西是我国最大的野生稻自然繁殖地，但大部分已被毁灭。现存的野生稻原生地分布点仅占原有资源的21.12%，极其珍贵，是生物学研究与新种培育的宝贵物质基础，更是抵御非自然干扰、保证粮食安全的战略性物质基地。大量证据表明，我国南方地区的先民，在稻作起源上的独立贡献，在粮食利用上的累积技术，至少经历了上万年的大田种植和人体进化风险考验。

走过史前漫长的进化历程，人类祖先逐步从渔猎、采集为主的生存模式，过渡到定居、耕作为业的历史阶段。上溯一万

* 摘自方益昉：《中国古代饮食技术与食材要素》，原载《中国科学技术通史Ⅳ·技进于道》，总主编江晓原，上海交通大学出版社2015年版。标题为选入本书时所加。

人工种植的动机，除了满足人口增长对食物来源的需求，食品加工工艺的发展和对食材来源稳定性的追求，也是不容小觑的原因。

年，在华夏文明圈内，已经出现了世界上最早的农业发源地。尽管我国幅员辽阔，出土资料多样，但对已有资料做综合分析后，“北黍南稻”的农耕分布脉络，基本可以概括泱泱大国的主粮种植框架。依据主粮原料的性质差异，南、北两地原始饮食结构也顺势发展，各具特色：南方以饭稻羹鱼为生，北方以食粟餐肉为主[①]。在以果腹为主要生活内容的人类社会原始阶段，饮食制作粗糙。所以，如何积累饮食素材，满足吃饱的需求成为饮食技术探索中的共同命题。

以主粮种植而言，南方发现的浙江余姚河姆渡、河南舞阳贾湖、江西万年仙人洞、广西桂林甑皮岩、湖南澧溪八十垱等遗址，保留着距今万年前后的稻作遗存。令人叹为观止的是，同样古老的粟、黍、麦和高粱等栽培主粮，先后出土于北方地区的裴李岗文化、仰韶文化、马家窑文化、龙山文化、齐家文化，以及甘肃秦安大地湾、陕西临潼姜寨、甘肃东乡林家、甘肃兰州青岗岔、云南剑川海门口、陕西保德西家湾、陕西武功赵家来、河南郑州大和村、陕西万荣荆村、甘肃东灰山等遗址。此外，当时南方和北方地区都已出现了人工栽培大豆、薏苡和葫芦等的迹象。值得一提的是，所有这些人工种植的品种，不是一夜之间跃入远古先民的餐锅的。人工种植的动机，除了满足人口增长对食物来源的需求，食品加工工艺的发展和对食材来源稳定性的追求，也是不容小觑的原因[②]。上述物种的筛选、育种、耕种，以及食用各种不同蛋白质成分之后的胃肠适应、免疫反应、健康发育乃至后代养育等涉及人类安全性评估的多元因素，就是在一个自然、缓慢、无欲而为的渐进过程中，被人体慢慢适应、融合、吸收的。西方考古学和生物学研究发现，曾经伴随现代人类一路走来的旁枝远亲，如尼安德特人种等，就是因为无法适应环境、疾病和食物的变化，最终消失在历史的进程中，千万不要轻易放弃这条当代食品科学决策中重要的人类学判断依据。劳动密集型的原始农耕技术，对于原始社会的食品数量，未必产生根本性的改变。但是，这种目标明确的种植技术，对改变未来社会的战略影响，对于调节当时区域性族群的饮食喜好，铺垫了决定性途径。

出土证据表明，史前华夏先民的食料中，继续保留着采集时代已充分认知与享用的蔬果、水产和山货。他们的动物蛋白食谱继续扩充，捕杀野味与驯养畜牲相容并蓄。下面罗列的华夏族群早期食物原料品种，最早的来自距今 50 万年的周口店北京人遗址，最迟也源自距今数千年历史的考古遗址。笔者认为，下列保留至今的直接出土依据，已经排除了大量通过民族学和民俗学，被研究人员演绎推理出来的远古先民可能的食物原料。这些远古绿色品种包括：朴树子、橡子、酸枣、毛核桃、菌类、藻类、二角菱、芡实、莲子；禽蛋、昆虫、螺蛳、小鱼、虾、瓦、螃蟹、蜗牛、蝌蚪；鹿、貉、野猫、野兔、獾、鼠、黑熊、苏门犀、亚洲象、水牛、麝、大熊猫、野猪、水獭、狗獾、猕猴、赤鹿、孔雀、梅花鹿、四不像、獐、野马、羚羊、披毛犀、青鱼、鸬鹚；驯狗、家猪、牧羊、放牛、养鸡、饲马、驯鹿等。反映原始先民观念和生活的《夏小正》，保留着较为完整的旁证记载，含主食：麦、黍、菽，副食：田鼠、鱼、羊、鸡、马、狸、豺、鹿、鲔（鲟鱼）、鳝（鳄鱼）、韭、白蒿、识（参）、枣、芸、梅、虫卵、冰、梅、杏、桃、瓜等，也有 30 余种。

收获丰盛的食物原料，并不意味着人类饮食的深度加工时

自从先民们主动将食品原料通过加热烧烤之后，再摄入人体，这个技术性的革命过程，具有划时代的生理学作用和社会学意义。

代就会自动降临。一般而言，针对不同性质原料所从事的烹饪加工和食物改良，与人类学会主动运用火种直接相关。自从先民们主动将食品原料通过加热烧烤之后，再摄入人体，这个技术性的革命过程，具有划时代的生理学作用和社会学意义。一方面，加工熟食与习惯吃熟食，有助人类从智力和心理上逐步摆脱动物野性；更为关键的一个方面则是，食物原料通过加热、烤熟，可以大大提高人体细胞对原生食料中糖分、蛋白质和脂肪的消化吸收效率，促进消化系统、大脑神经和骨骼体型的生理进化，阻断寄生虫、细菌、病毒对人体的伤害。所以，不妨将告别茹毛饮血的这个历史性节点，视为人类饮食技术发展史上的革新原点。自此之后，当具备惊人创造力的智慧先祖，再次无师自通地慢慢领悟将食物原料放入动物胃囊、石穴和陶罐中，隔火烹煮的技术关键和营养滋味，二度饮食革新的相距时间，跨越了漫长的几十万年历程。自从华夏族群的先人们热衷运用和水共“煮”的饮食技术，华夏饮食制作的基本特征就发芽了，未来几千年中，这项萌芽中的“调和”烹饪原则，将逐步成为华夏饮食技术的核心原则，贯穿中国饮食制备与美食享受的全部工艺和文化过程。而烹饪专门用语中，“少许、微量、稍后”等模糊用语，也一直自信地沿用了数千年。

华夏烹饪技术起源于加热与沸煮，有实物考证。浙江余姚河姆渡遗址出土陶罐的残留食物中，考古人员通过视觉判断和仪器分析，清晰辨认出稻米、蔬菜、河鲜与动物肉质的区别。当年，先人们享用这样一锅劳作之后的家常美味，与当下时尚白领们最爱的什锦火锅，没有根本的结构区别。唯一不同的是，先人们碍于技术原因，无法拆散上述原料，分别烹制煲仔饭、清炒蔬菜、红烧河鲜与煎炸肉排等要求烹饪容器耐受高温的菜肴，而现代饮食理念又热衷回归自然，主张享受原味，食客们主动放弃“调和”了各种添加调料的煲、炒、烧、炸等厨房秘诀。

华夏先人从学会聚薪烧烤，到领悟一锅煮的调和熟食，在此后的几千年中，他们还分门别类，再衍生出煮、炖、蒸、羹、烹、炮、煎、炸、炒、熘等几十种食物制作技术。所有这些厨艺手段，绝对不是简单的形式革新，而是充分综合了华夏先人对物理、化学、力学、解剖、养生和医学等文明内涵的逐步认识与深刻理解之后的创新成果。《黄帝内经》《吕氏春秋》《周礼注疏》《淮南子》《神农本草》《救荒本草》《抱朴子》等典籍中，反复强调的医食同源观点和食疗养生观点，包括更加全面的中医治疗理论，具有历史的总结创造，也同时蕴含理论的局限。比如，华夏祖先基于当时的生活环境、食物资源、食品数量、营养状况而提出的营养补充、食疗方案，通过草药煎熬获得微量元素和维生素补充，无疑对人体起了超越其认知范畴的作用。但是，21 世纪的大众媒体上，依然还有自诩食疗养生传人的专家，无视城市民众面临的食品污染、营养过剩、饮食结构不平衡的主要现实危机，全盘照搬古董学问，就是典型的生吞活剥、食古不化了。

现代文化学者致力于弘扬先秦八珍、秦汉胡食、隋唐夜宴、宋元汴京和明清随园中的华夏饮食精华，无疑是对传统的保护与继承，就其精工细作、外来融合、文化提升等各个方面，不断发表厚厚的专题报告，难能可贵。但业界很少有文献谈及的是，中华饮食结构与远古先民健康本质的密切关联。

关注量化分析思路、采用数字研究视角，这样的学术思想方法，将碰撞、冲击传统的饮食技术历史研究路径。

传统饮食考古项目和饮食科技史研究，往往醉心于类似上述的出土证据收集与罗列。在承认这些学术发现的同时，我们还必须放远视线。现代科学研究手段日新月异，关注量化分析思路、采用数字研究视角，这样的学术思想方法，将碰撞、冲击传统的饮食技术历史研究路径。主张重视实验数据分析的学派认为，出土遗物再多的罗列，也仅仅凸出了同质化的单维倾向，文献整理中似曾相识的平面分布与点状叙述，无益于研究主题的深度发掘与外延伸展。长此以往，就会导致缺乏学术新意的研究囊肿淤积。正如考古营养学者瓦特罗指出[③]，如果没有人类骨骼材料提供的证据，我们将缺少食谱方面的量化资料。除了针对古代世界的居民在理论上可以获得的食物种类的乏味摘要之外，我们也无法得到更多的东西，类似的论文摘要往往类似于以下文字："在希腊与罗马，普通人的食谱来自谷物、豆类、蔬菜、水果、橄榄油、牛奶、奶酪以及少量的鱼和肉。"英国学者彼得加斯（Peter Garnsey）在参加 2005 年复旦大学第三届世界古代史国际学术研讨会时，提交了题为《骨骼与历史：古代地中海地区食谱与健康研究的新方法》的论文，该文在同类研究中技高一筹。作者通过建立人类骨骼遗骸科学分析的实验平台，曾经整理出《希腊罗马世界的饥荒与食物供应：对风险与危机的应对》（*Famine and Food Supply in the Graero-Roman World: Responses to Risk and Crisis*，1988）与《古典世界的食物与社会》（*Food and Society in Classical Antiquity*，1999）等作品，这些通过数据加以比较、假设和推论的研究成果，将人体骨组织的化学组成与摄取食物的化学组成存在的对应关系逐一揭示，表明当时当地人们的食物，视来源不同而在稳定同位素组成方面出现差异，表现在自身骨骼中的稳定同位素组成从而也有所区别，即骨胶原蛋白中的同位素值，可与食物中蛋白质的同位素值进行关联讨论。比如，从地中海地区出土的希腊–罗马古典时期约 2 000 块骸骨，经过十多年研究，对于各类食物消费量，有了基本结论，试以下述为例：

（1）样本（N = 105）中波尔都斯人的食谱以谷物为主，但海洋食物占了相当大的比例。

（2）最受欢迎的海洋食物并不是通常被认为普遍存在于罗马人菜单上的鱼酱，而是鱼肉。鱼酱中稳定同位素 15N 的值，比骸骨中的值要低得多。

（3）稳定同位素 15N 值表明，先民食用的是营养级别更高的食肉类鱼，而非体形较小的食草类鱼，不管食用的时候是整条鱼还是以加工成鱼酱的形式。

（4）不同年龄与性别之间存在差异：成年男性食用大量食肉类鱼，年龄在 15—35 岁之间的较为年轻的人群包括儿童和妇女，则食用较少。

（5）饮食结构与丧葬类型没有明显的关联，即无论骨骼取自宏伟坟墓，还是简陋的双耳陶瓶葬，其同位素值都是一样的，没有统计性差异。

上述样本人群的食谱中，海洋食物对陆地食物的比例，大致估算是鱼肉提供食谱中 10%—40% 的蛋白质，由此可知当地波尔都斯人可能大量食用鱼肉。

此类西方远古营养学研究模式与结论，给我国类似研究领域开启了一扇窗户。尽管西方学者的有关研究，严谨程度也有待推敲，但是，相较于我们一贯富含民族自豪情绪的出土考古研究，其科学性胜出一筹。华夏饮食史、农耕起源史、人类健康史的研究，仍沿用以前展示箱底式的简单描述，与国际接轨的距离将越来越远。唯有重视实验室分析的考古营养学，才能赢得各界同行的尊重。

近年来，我国科研人员对出土骨骼的考古解剖显示，华夏先民饱受战争外伤、劳作伤残，甚至有证据表明，先民具备了手术治疗的技术痕迹。我们已经具备通过分子生物学分析技术追溯华夏人种迁移的能力，所以，有关历史上古代先民的食物摄入与营养状况、疾病分布和健康寿命的数据统计分析，将促使我们重新认识考古发现的动、植物食料与社会人口的关系重构。有关研究技术不再存在关键障碍，改良以后的研究路径，将使我们进一步了解人类先祖在饮食选择进化中的智慧与成就。

注释：

① 徐海荣主编：《中国饮食史》，华夏出版社 1999 年版。

② 陈淳，郑建明：《环境、稻作农业与社会演变》，载《科学》2005 年第 5 期，第 34—37 页。

③ J. C. Waterlow, "Diet of the classical period of Greece and Rome," Eur. J. Clin. Nutr.43, suppl.2 (1989), pp.3-12.

十二、“佘”顶冠草遗余韵

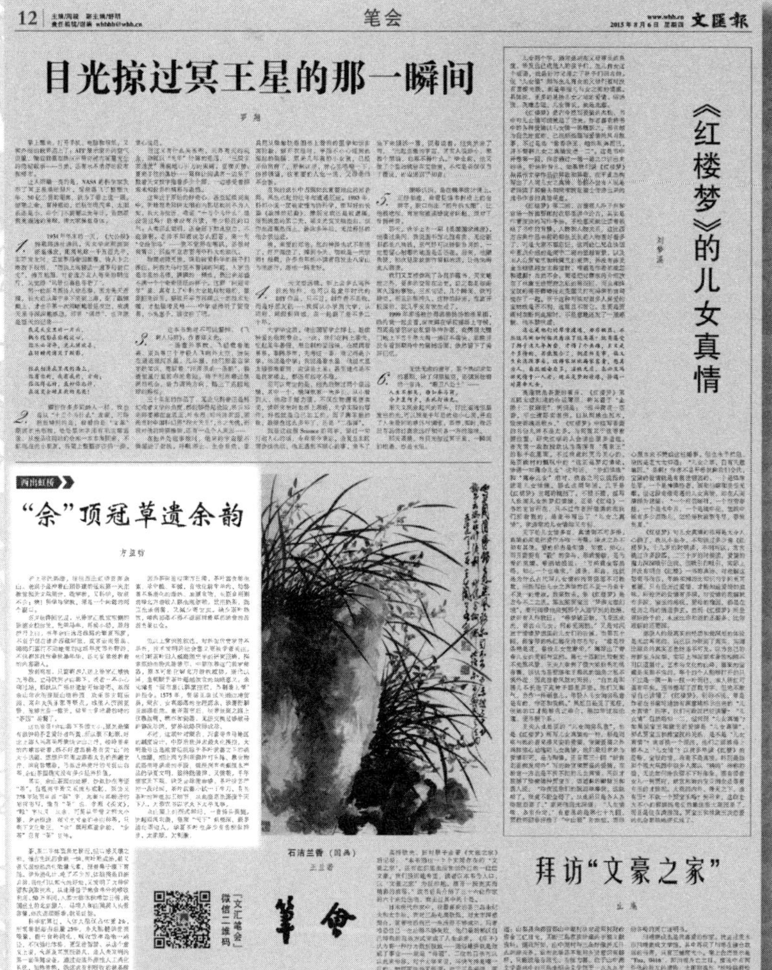

12 笔会 文匯報

目光掠过冥王星的那一瞬间

《红楼梦》的儿女真情

西出虹桥

“佘”顶冠草遗余韵

石涛兰香（国画）

王兰 著

笔会

「文汇笔会」微信二维码

盲人和失聪者

拜访“文豪之家”

沪上居民郊游，往往西出虹桥直奔佘山。老底子是冲着山顶修建的远东第一天主教堂和天文观测台，既宗教，又科学，收获不少：噢！科学与宗教，原是一个问题的两个窗口。

百岁杨绛回忆过，从徐家汇教堂东侧的崇德女校出发，先乘马车，再换小船，最后步行上山。当年佘山远足线路的繁复程度，不亚于现在徒步西藏阿里，或者云南景洪。姆姆们雷打不动地策划这场年度郊外野游，不仅将其视作春秋嘉年华，还可见素质教育的内容融入。

放到现在，只需将游人送上徐家汇地铁 9 号线，立马就到佘山脚下。或者一不小心乘过站，那就从广富林遗址开始游吧。东西佘山依次衔接辰山植物园、欢乐谷主题乐园、高尔夫俱乐部等景点。城里人按图觅景，足够亢奋一整天，结果大多把最独特的“茶园”游漏了。

这也难怪！佘山脚下茶园太小，显然是情有独钟的茶艺爱好者所置，所以很不起眼。好比上海人兴高采烈聚谈佘山之行，峻岭里来的内地客听着，都不好意思接茬有关“山”的大小话

火源及其烹饪器具，是人类发明的第一套保健设备。

题。想想沪郊周边鼎鼎大名的西湖龙井、洞庭碧螺春，乃至近年流行的天目山白茶，佘山茶园确实没有多少经济价值。

其实，佘山茶园的处境，妙就妙在考证“茶”。自殷商甲骨文系统形成起，到公元758年陆羽首创“茶”字，此前与其接近的刻符书写，唯有“荼”也。参照《说文》，“赊”字从贝、从余，可见从甲骨文到大小篆，余佘相通。在寸土寸金的佘山种茶，只剩下文化象征，“佘”顶冠草遗余韵，“佘茶”自有“荼”甘味。

荼、茶二字体形虽然接近，但口感天壤之别。远古先民药食混一锅，树叶熬成汤，将又苦又涩的助消化微量元素，捏着鼻子灌下胃肠。伊为消化计，吃了不少苦，体脑倒是日新月异。自他们认知火的好处，又发明了火种保留和获取技术，从此得益于熟食养分的吸收利用。50万年间，人类大脑体积增加三倍，我国出土的北京猿人、马坝人和山顶洞人头骨容量，依次连续翻番，就是证据。

科学家算过，人体大脑仅占体重2%，所需能耗却占总量25%。为大脑提供优质能量，提升食物消化、吸收效率是唯一途径，不仅强壮体格，更促进智慧。从这个意义上说，火源及其烹饪器具，是人类发明的第一套保健设备。通过安装外源性人工消化系统，加热煮熟，既速成有利于吸收的氨基酸与葡萄糖，又不增加自身消化器官负担。否则，维持相应的体格与大脑，就要搭配巨型肠胃。那些拥有多副胃的大腹便便的反刍动物，就是活生生的标杆。

进入农业文明之后，食材及其加工技术增加，原本直接烤、煮食物原料的烹饪模式，已经无法满足人们对食物品质，包括口味享受、原料利用和生长发育的总体要求。盛唐中期，陆羽总结历代技术文化成果，撰成《茶经》，从此确立茶的产品体系

缺少茶叶热饮，嗜肉部落不得不退回树皮草药消食的苦涩史前社会。

和技术理论。

一千多年来，利用一口富有生机的传统铁锅，翻炒灌木嫩芽低温发酵，出品一类称之为“茶”的饮料，本质上就是微生物发酵食品。与酿酒、奶酪、酵面主食、霉制副食、糖盐腌渍等品种一样，茶富含益生微生物发酵分泌的蛋白养分，协助肠胃正常菌群，一起维护生命质量。老辈说，胃口一开百病除。难怪当代医学命名胃肠神经系统为“第二大脑”，守望健康。我则称肠道益生菌为“第二火种”，精炼养分。两者都是现代生命科学中，探究人生的窗口。

因为茶树适应南方丘陵，茶叶富含维生素、单宁酸、茶碱，能有效化解牛羊肉、奶酪等不易消化的燥热、油腻食物，长期食用则诱导北方游牧人群生理依赖。饮用热茶，既卫生杀病菌，又减少寄生虫。缺少茶叶热饮，嗜肉部落不得不退回树皮草药消食的苦涩史前社会。

但以上常识性叙述，对新生代史家并不尽兴，技术发明的社会意义更被学者关注。他们将茶叶归入成瘾剂史学的研究范畴，探索原始生物武器雏形。中原依靠这门独家秘器，原本可能化解北方游牧威胁。唐代以降，皇朝赋予茶叶超越饮食的战略意义。朱元璋有“假市易以羁縻控驭，为制番上策”的指令。1575年，张居正尝试关闭边境贸易，蒙古、女真部落的生理需求惨遭扼制且族群垂危。重开茶市后，往昔丝绸之路上仅靠丝绸、棉布和瓷器，无法交换足够战马的窘况尽消，贸易战略获得成功。

不过，这项针对蒙古、河套等养马地区的制度设计，中原后世并未最大化操控，大明最后还是被曾经臣服于茶叶武器之下的满人推翻。相比西方利用鸦片打头阵，靠生物武器拖垮清帝国的手段，曾经拥有类似技术产品的华夏文明，显得既强悍，又懦弱。千年儒家天下观，缺乏全球使命感。茶叶技艺严控一段时间，茶叶武器小试一下牛刀，有关茶叶的种植加工细节，从此皇恩浩荡授了天下人，大修农书以求天下太平无事。

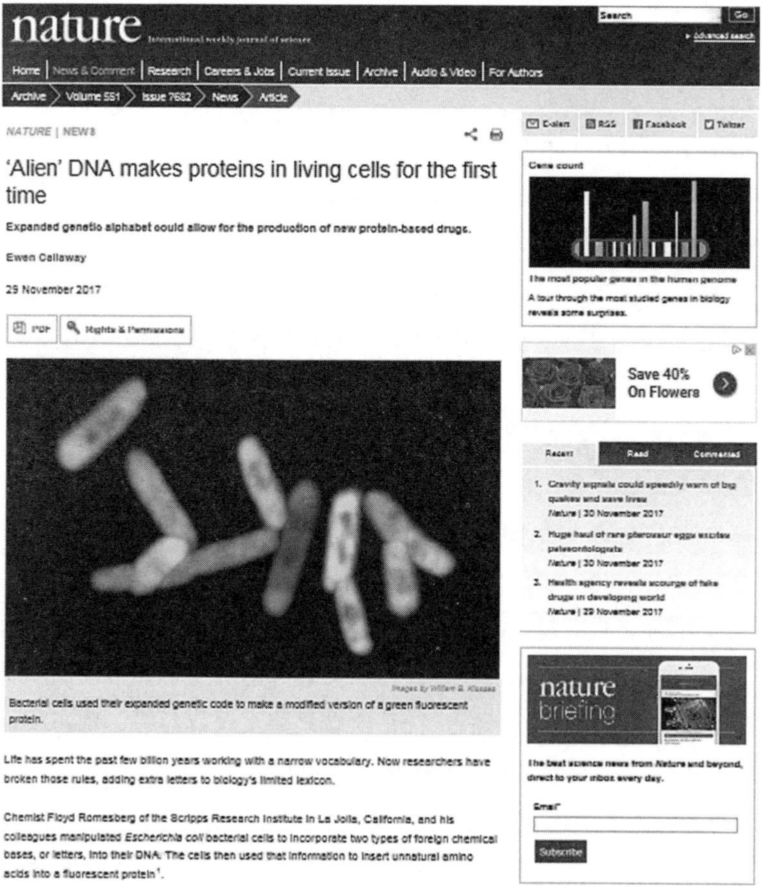
nature

Home | News & Comment | Research | Careers & Jobs | Current Issue | Archive | Audio & Video | For Authors

Archive > Volume 551 > Issue 7682 > News > Article

NATURE | NEWS

'Alien' DNA makes proteins in living cells for the first time

Expanded genetic alphabet could allow for the production of new protein-based drugs.

Ewen Callaway

29 November 2017

Bacterial cells used their expanded genetic code to make a modified version of a green fluorescent protein.

Life has spent the past few billion years working with a narrow vocabulary. Now researchers have broken those rules, adding extra letters to biology's limited lexicon.

Chemist Floyd Romesberg of the Scripps Research Institute in La Jolla, California, and his colleagues manipulated *Escherichia coli* bacterial cells to incorporate two types of foreign chemical bases, or letters, into their DNA. The cells then used that information to insert unnatural amino acids into a fluorescent protein[1].

Gene count

The most popular genes in the human genome

A tour through the most studied genes in biology reveals some surprises.

Save 40% On Flowers

Recent | Read | Commented

1. Gravity signals could speedily warn of big quakes and save lives *Nature* | 30 November 2017
2. Huge haul of rare pterosaur eggs excites palaeontologists *Nature* | 30 November 2017
3. Health agency reveals scourge of fake drugs in developing world *Nature* | 29 November 2017

nature briefing

The best science news from *Nature* and beyond, direct to your inbox every day.

Email*

Subscribe

合成生物学竖起医学人类学之后的又一道标杆

佘山顶上的西式标记，一直锋头很健。比起西风东袭，皇家“天下”似精深，最多消化周边人。华夏茶叶也多少有些相似特质，太柔顺，欠刺激。

原载2015年8月6日《文汇报·笔会》

按 语

2017年11月29日，合成生物学的热望，被《自然》杂志研究报告重新点燃。加利福尼亚Scripps研究所的罗马博格（Floyd Romesberg）团队扩展了遗传物质。该团队人工合成核苷酸X和Y，与天然G、C、A和T配对，打破上帝规范的碱基对G–C和A–T基本原则。

自2014年首次报道人工合成碱基计划，如今能在DNA内部自由配对，植入大肠杆菌后，还能在细胞中自主复制，不断编码翻译出非天然氨基酸。也就是说，人工合成碱基的理论得到验证，生物学家可能创造出形态、功能与天然蛋白质完全不同的活性蛋白。未来，人工合成生物一旦跃出实验室，可能成为生物病原，上帝也束手无策，生态与人类危机可待。

合成生物的始作俑产品，乃2010年5月面世的辛西娅（Synthia）。它由美国科学家克雷格·文特尔（J. Craig Venter）挑头，绕过传统遗传工程中的克隆技术，制成嵌合体细胞。

即通过电脑的DNA设计程序，在山羊支原体Mycoplasma Capricolum细胞空壳内，导入专门设计的另一个物种的遗传物质，比如蕈状支原体Mycoplasma mycoides的人工合成基因组，山羊细胞表现出蕈状支原体生命特性，成为地球有史以来首个人工制造并能自我复制的新物种。

人类历史上，新型生物制品面世，不算稀罕事。将野生稻、麦等农作物驯化成功，一定程度上也耗费了人类远祖大量的人力和心血，其生物效应延续至今。千百年来，社会对其竭尽歌功颂德，但未来的历史评价，依旧危机四伏。主要原因是，相对数百万年的人类进化史，过量的碳水化合物摄入，对人体代谢功能在短短一万年里，适应调整是否成功，真的尚难定论。

更让人揪心的是，人类有意将生物制品发展为生物武器，实用案例数不尽。比如将外治所用的蒙汗药，制成药酒；或者将日常食品，当作鸿门宴上的酒精武器，都是利用人工制品达到克敌制胜之目的。

其中最著名的，是19世纪随国际贸易和全球战略达到高峰时期的鸦片东袭计谋。其结果是，造成中华民族落后现代社会近200年。最近几年，世间又开始流行西方转基因作物阴谋论，即某些政治与经济集团，不惜利用人类赖以生存的粮农作物，试图掌控全球主动权。

其实，中国历史上，也曾经掌握独门生物利器，那就是茶叶。本节所附延伸阅读，就是讲述这段有可能利用生物制品统治世界的历史。但是，出于儒家世界观、天下观，或者套用当下话语，即技术伦理和悲天悯人的处世哲学，此事仅仅成为后世的战略思考模型。

基于反科学主义学术思路，许多有识之士更显忧心忡忡，毕竟眼下大唱科学赞美诗的，占了绝大多数。但是，如果最起码的科学反思都不敢坚持，那么，刹车失灵的科学技术列车将无限加速，人类理性即使无力阻止超越现实伦理的技术发展，起码应该延缓科技崇拜流行泛滥。物理学上的阻尼效应，就成为一介书生的最后底线了。

延伸阅读

茶　叶

——作为战略武器的历史机遇*

农业发展的历史既是人类文明的发展史，也是现代生物技术发展史的前奏。其中，具有成瘾或者迷幻生理功能的一类农副产品，如酒类、草药、茶叶、糖类、香料、咖啡、烟草包括

* 摘自方益昉:《当代生命科学中的政治纠缠——以黄禹锡被打压事件为中心》，上海交通大学出版社 2017 年版。

中华帝国在数千年历史进程中，多次拥有把握类似于鸦片这种特殊生物技术产品的机会，但是我们没有把它放在战略武器的高度加以重视与运用。

鸦片等饮食产品及其加工技术，在人类发展的历史中，不仅与生命健康息息相关，而且与社会历史发展进程保持着千丝万缕的联系。

史前遗迹与证据不断证实，酒类产品与技术的产生与发展，不仅满足了芸芸众生的口腹之欲，更重要的是，酒的迷幻功能，触动和加强了人类感知、认识自然的本能，同时促进了自身意识启蒙的形而上能力，以致最后创造了宗教、艺术、哲学等文明成果。

饮食史中那些来自遥远异国他乡的稀奇食品，最初都被认为是能产生神奇愉悦效果的神物，被用作祭祀，也作为药品，既作用于精神世界，也影响生理代谢。甚至灰头土脑的马铃薯和柔软多汁的西红柿都被认为是与性欲有关的“爱之果”[1]。但来自墨西哥的可可豆，来自非洲的咖啡，来自安第斯山脉的古柯碱，来自中国的茶叶和来自美洲的烟草，确实是一类特别的具有精神生理特效的药食兼用产品。17 世纪后的 300 年来，为了获得和控制这些产品，从这些产品的巨额贸易中获得暴利或者税收，殖民、战争、技术、工业、政治较量，一个基于生命话语和生物技术的全球化通道打开了。在中华民族的记忆中，最为深刻的是基于鸦片的一场倾销与反倾销，开放与闭关，守旧与现代的战争，或者说是现代生存战略，一步走失，中华帝国就失去了傲视全球的机会长达 100 多年。

事实上，中华帝国在数千年历史进程中，多次拥有把握类似于鸦片这种特殊生物技术产品的机会，但是我们没有把它放在战略武器的高度加以重视与运用，牛刀小试之后，便宽松地将种植加工技艺传授他人，这就是中华茶叶与茶技的历史贡献，也是历史性遗憾。

公元758年，陆羽完成了《茶经》，有关茶叶的产品和技术系统从此全面建立起来，产量也逐年增加。此书的社会意义在于：它将历来作为皇家贵族御用的饮品推向寻常百姓家，继而成就了新的政治与经济模式。首先，唐王朝新增了茶税，用于支撑国民经济。从唐德宗开始，茶叶征收什一税，即茶叶销售收入的十分之一是税金。这项税收政策执行两年后，皇家财政状况明显改善。于是，以后历朝历代，每当朝廷财政困难的时候，都会开征茶叶税以解燃眉之急。唐文宗的办法更绝，他开始将茶叶交易限制在规定的市场内，建立官府统购统销的茶榷制度，茶叶成为国家垄断的交易，增加税收的举措变成了绵延千年的国策。茶叶产地是丘陵山区，这些土地不适合种植其他农作物。也就是说扩大茶叶种植，根本不会挤占原有的粮食、棉花等经济作物，茶叶成为新的经济增长点。更重要的是，茶叶完全不适合在北方少数民族地区生长。

由于茶叶具有显著的协助消化、提神解乏的生理功能；茶叶富含的维生素、单宁酸、茶碱恰是游牧民族饮食中所缺少的果蔬营养成分；茶叶所含的芳香油能溶解动物脂肪，降低胆固醇，增强血管壁韧性，因此饮茶对北方民族而言，是一种生理需求，可用以化解牛羊肉、奶等燥热、油腻、不易消化之物。长期饮用滚开热茶的卫生习惯，可以杀灭细菌，减少寄生虫感染。茶叶粮食与盐巴是北方游牧民族不能断绝的生命元素。缺了茶叶，以肉食为主的民族将不得不退回煮食各种苦涩的树皮草药来消食化解的史前社会。因此，茶叶的另一项战略意义逐步体现，成为中原王朝控制北方游牧民族的“生物武器”。在华夏民族不断壮大的历史中，茶叶功不可没，但也没有更进一步发扬光大到全球范围。

公元1575年，在朝廷首辅大臣张居正的主持下，13岁的万历皇帝终于击败了蒙古札萨克图汗图们率领的蒙古各部和女真族的建州部，而这场打了三年的清河堡之战，诱因却是今天看来微不足道的茶叶。三年前万历皇帝刚刚登基，张居正以皇帝的名义下诏，为了维持茶叶贸易的官方垄断关闭边境贸易，目的在于取消低价流通的民间私茶与黑茶，而北方游牧商人正是价廉物美的茶叶边境贸易的主顾。边贸茶叶的供给断绝造成蒙古及女真各部一片混乱，限饮就是扼制生理需求，也是断绝生命希望。一场茶叶引发的战争终于爆发，三年的血战让茶叶贸易回到了原点。当明王朝宣布重开茶市，蒙古和女真各部的斗志被彻底瓦解。

在宋代和明代，茶叶成为战马交易的战略性物资。由于中原王朝对北方草原和河套等养马地区的控制衰弱，也就是说要想获得战马，只能通过交换的方式与产马地区的民族各取所需。丝绸之路上运输的主要货品丝绸、棉布、茶叶和瓷器并不是每样特产都能从草原地区交换到足够的战马，只有茶叶适合承担交换战马的功能。茶马交易制度沿用到明朝，朱元璋推行以茶制戎政策，“假市易以羁縻控驭，为制番上策”。明朝初年的茶马贸易价格是“马一匹，茶千八百斤”，到了明代中叶马价已经压低至“上马八十斤，中马六十斤，下马四十斤”。边境部落对此自然非常不满，辽东、宣府、甘州等地屡屡因为茶叶贸易而起争端。为了阻止私商，明王朝与历代王朝政府一样，采用关闭边贸互市的方式惩罚购买私茶的边境部落。由此类似清河堡

茶叶这种蕴含了中国财富、荣耀和高超的政治外交智慧的绿叶，今天已回归本位——一种给人带来健康的饮品。

战役这样由茶叶引发的战争在明代中叶之后频繁发生。边境部落渐渐对明王朝时不时靠封闭茶市作为要挟的手段感到厌倦，并且不再甘心把辛苦养大、视为生命的牛马换取少得可怜的茶树叶子。茶马贸易使得明王朝强大兴盛，然而最终由于过于相信自己对资源的垄断，整个王朝还是被原本臣服在茶叶武器之下的北方少数民族推翻，游牧的满族最终取得了政权。在明王朝灭亡的同时，一个新兴的世界霸主正在欧洲渐渐崛起，他们将鸦片作为战略性“生物武器”，利用印度洋作为跳板，正逐步堆积在华夏的外缘。其全球性战略一目了然：用成瘾的鸦片换取同样成瘾的茶叶，从而征服全世界。而独拥茶叶上千年的华夏历朝历代，从来没有迈出亚洲东北部地区一步。虽然这种因为茶叶贸易中断而引发的战争在中国历史上并不罕见，茶马贸易成为控制游牧文明的武器，在历史上曾经是政治性商品的茶叶被赋予了过多的含义——经济与霸权、战争与和平，但仅限于华夏东土。茶叶这种蕴含了中国财富、荣耀和高超的政治外交智慧的绿叶，今天已回归本位——一种给人带来健康的饮品。一段出于饮食结构的生命话语，将北方少数民族对于茶叶的依赖性远远高于中原民族的特点，转化成中原王朝的统治者对茶叶完全的定价权，成为中原王朝用来化解内部矛盾、控制北方游牧民族的武器。

当年，茶叶类似于今天的石油，具备政治使命，是全球战略性商品物资。沙皇俄国也是草原游牧部落的后代，1638 年，一名叫斯特拉科夫的大使受命前往蒙古拜见可汗，并带去珍贵的貂皮作为晋见礼。可汗收下礼物，向沙皇回赠了 200 包中国茶叶。当时沙皇使者对茶叶一无所知，不愿接受，后经劝说才勉强收下。他将茶叶带回了圣彼得堡，沙皇命仆人沏茶请近臣们品尝。意外的是，众人一致认为茶水入口有奇香，从此，俄罗斯人开始了漫长的饮茶史。茶叶种植技术的保密与转移，也是技术史上一则东西方智斗的有趣故事。在好几个世纪中，欧洲人爱喝茶，却没有人见过一棵真正的茶树，因为中国不允许欧洲商人进入内地。所以，这种东方古国的神秘植物引起了西方人的极大好奇。1560 年，葡萄牙耶稣会传教士克鲁兹乔装打扮混入一群商人队伍中，花了 4 年时间来往于中国贸易口岸和内地，才搞清了茶的来龙去脉。回国后，他把自己几年的所见所闻写入了《中国茶饮录》，这是欧洲第一本介绍中国茶的专著。从克鲁兹开始，不少西方探险家垂涎三尺，打起了中国茶的主意。1848 年，为了获得品种优良的茶树，同时寻找中国的茶农茶工和栽培工具，帮助英国政府在其南亚殖民地大范围建立茶树种植园，掠夺中国政府通过全球茶叶贸易获取的巨大利润，东印度公司派苏格兰最成功的植物盗窃犯福琼来到中国。福琼在其《茶国之行》中详述了这次冒险经历。在一家小旅店的花园内，他发现了一株从未见过的植物。他刚想爬墙进去，突然醒悟到自己早已是一身中国人的打扮。于是，他们一行从容不迫地走进客栈，在一张桌边坐下，点了酒菜。吃完饭，福琼又慢条斯理地点上中国烟斗，对店主说："这些树真漂亮，我从海边来，在那里看不到这些树，给我一些种子吧。"善良的店主满足了他的请求。这一回盗窃，福琼从衢州和浙江其他地区采集了茶树种子，还从宁波、舟山等地采到了大量茶树标本。最后他将 23 892 株小茶树和大约 17 000 粒茶种带到了印度，并带回了 8 名中国茶工。

中国有世界最好的粮食——大米，最好的饮料——茶，最好的衣物——棉、丝和皮毛，他们无需从别处购买一文钱的东西。

1848 年福琼的中国之行无疑是世界茶史上重大的分水岭。不久，在印度的阿萨姆邦和锡金，茶园陆续涌现。到 19 世纪下半叶，茶叶成了印度最主要的出口商品。1854 年至 1929 年的 75 年间，英国的茶叶进口上升了 837%，在这一惊人数字的背后，相对应的是茶叶原生地中国国际茶叶贸易量的急剧滑坡。

从世界经济发展史的角度而言，在 20 世纪以前西方人所寻求的中国商品中，唯有茶叶在中西贸易中长期居于支配地位。茶叶为西方贸易商带来了巨额利润，以至历史学家普里查德（Earl H. Pritchard）认为："茶叶是上帝，在它面前其他东西都可以牺牲。"

虽然早在公元前 2 世纪中国人就开始种植茶树，但直到 16 世纪中叶它才为西方人所知，中华帝国从来没有利用这个战略物资去征服世界。正如主持中国海关总税务司的英国人赫德所言："中国有世界最好的粮食——大米，最好的饮料——茶，最好的衣物——棉、丝和皮毛，他们无需从别处购买一文钱的东西。"

1559 年，威尼斯商人拉莫修在其出版的《航海记》中首次提到了茶叶。1606 年，荷兰人首次从万丹将茶叶输往欧洲。但在此后 100 余年间，茶叶并未成为输往欧洲的重要商品。1704 年英国商船"根特号"在广州购买 5 470 担茶叶，价值 14 000 两白银，只占其船货价值的 11%，而所载丝绸则价值 80 000 两。1715 年，英国商船"达特莫斯号"前往广州，所携资本 52 069 英镑，其中仅 5 000 英镑用于茶叶投资。

1716 年，茶叶开始成为中英贸易的重要商品，两艘英国商船从广州携回 3 000 担茶叶，价值 35 085 英镑，占总货值的

80%。18世纪20年代后，北欧的茶叶消费迅速增长，茶叶贸易成为所有欧洲东方贸易公司最重要、盈利最大的项目。当时活跃在广州的法国商人罗伯特·康斯登（Robert Constant）说："茶叶是驱使我们前往中国的主要动力，其他的商品只是为了点缀商品种类。"

中国经济上高度自给自足和相对较低的购买力使欧洲产品的中国市场非常狭小，唯一例外的是中国对白银的需求。大规模的中西贸易由此找到了支点：西方人用白银交换中国的茶叶。1784年，英国东印度公司在广州的财库尚有20余万两白银的盈余，翌年，反而出现了22万两的赤字。为了弥补东西方茶叶贸易巨大的逆差，东印度公司专门成立鸦片事务局，开始大规模向中国贩卖鸦片。不久后，令中华民族丧权辱国的鸦片战争爆发了。

茶叶的西进之路，在美洲大陆引发了一场战争，使一个国家走向独立；在亚欧大陆也引起了一场战争，使一个帝国走向衰落。茶叶就这样改变了历史，改变了世界。

注释：

① 彭慕兰，史蒂夫：《贸易打造的世界：社会、文化、世界经济，从1400年到现在》，如果出版社2007年版，第119—120页。

十三、吾亦良渚后裔人

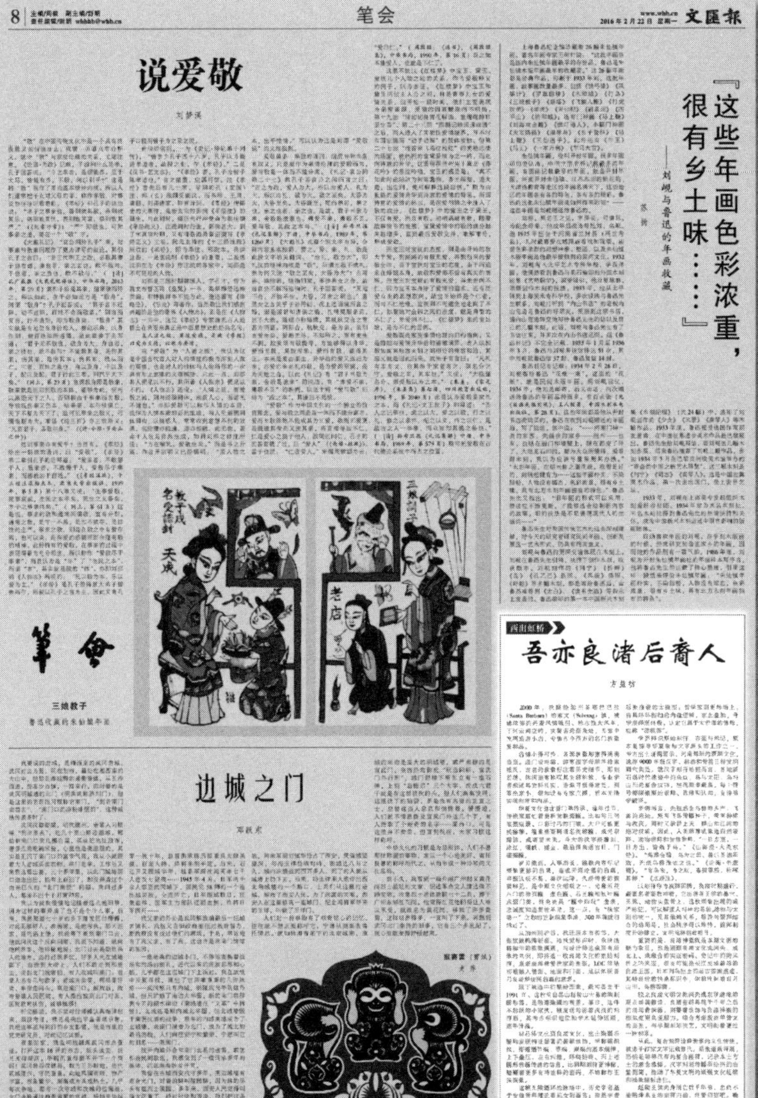
8 笔会
2016年2月22日 星期一 文匯报
说爱敬
刘梦溪
『这些年画色彩浓重，很有乡土味……』
——刘岘与鲁迅的年画收藏
笔会
三娘教子
鲁迅收藏的朱仙镇年画
边城之门
西街虹桥
吾亦良渚后裔人

2000 年，我路经加州圣塔巴巴拉（Santa Barbara）的索文（Solvang）镇，被她浓郁的丹麦风情吸引。标志性大风车，不时云间空转。快餐店的拐角处，无意中发现旅游小店，专售西方古今名门族徽复制品。

店铺小得可怜，各国族徽却塞得满满当当。进门设电脑，游客按字母顺序检索姓氏，古老的族徽标注着历史细节，即刻显现。休闲旅客称叹其主题别致，专业学者痴迷其史料扎实，恰似寻根得意处。别看生意小，假如没有专家支撑，根本无法实现创意和内涵。

华夏文化也注重门第传承。逢年过节，传统家庭忙着更新堂联斋匾，比如写几句笔墨应景、口彩讨巧的门联。大户可能更换匾额，隆重些要聘请名流题匾，或光宗耀祖，或寄望未来。斗大的汉字经雕刻、涂红、镶嵌、描金，最后择黄道吉日，门楣揭匾。

岁月流逝，人事消长。匾联内容标记频繁更替的后果，造成天涯沦落的后裔，寻根认祖不易。秦汉以降，久经传世的族徽鲜见，是中原文化短板之一。光靠五花八门的册页匾、虚白

学界辨识原始刻符、岩画与标记，原本是探寻华夏象形文字源头的工作之一。

匾、石光匾和秋叶匾点缀门面，终究徒具“匾中珍玩”虚表，忠诚度和连贯性不足。这一点，有“玩家第一”之称的笠翁前辈李渔，300 年前就归纳过了。

从加州回沪后，我迁居本市西郊，大张旗鼓捣腾新屋。选视觉标识时，我设法将加州的族徽偶遇，与设计师达成居有所依的共识，即筛选一枚良渚文化的原始刻符，重新演绎我爱我家的世俗。logo 须贴切地融入墙面、地面和门面，足以体现吾乃良渚原住民后裔的意思。

眼下被选中的原始图案，最初面世于 1991 年。这枚采自昆山赵陵山大墓的陶制圆形器，是陪葬陶罐的残盖。某日，这件不起眼的小家伙，被发现勾画着浅淡的刻符后，其考古标识地位和学术延伸话题，逐年升温。

自崧泽文化到良渚文化，出土陶器沿壁均发现特征显著的装帧纹饰，学称编织纹，即遵循竹编、草编、麻编的基本规律，上下叠压，左右纠缠，环绕始终。而上述圆形残器传递的信息，比同期刻符更神秘，暗藏着更多有待诠释的密码，不妨称作王侯族徽。

这帧无限循环的脉络中，历史学者基于生殖崇拜理论看见女阴器官；自然学者注重天人合一发现白蛇青龙；解剖学者立足生活读出完整的卵生动物胃肠；美学家抽象出无始无终、变化诡异的图案，类比后世推崇的太极图；哲学家则更形而上，将其环环相扣的内蕴逻辑，意念叠加，升华演绎至终极，认定它属于太极图的雏形，应称“源极图”。

学界辨识原始刻符、岩画与标记，原本是探寻华夏象形文字源头的工作之一。考古出土证据显示，河南舞阳的贾湖文化

良渚神徽既是本期文明的魅力象征，也是追踪良渚文化或消失、或北上、或融合的实证密码。

遗存，9 000 年前汉字、制酒和骨笛三种发明同穴共处。就汉字刻符始祖而言，各地新石器时代遗迹中的鸟纹，鸟与太阳、鸟与山川的复合纹饰，出现频率最高，每个符号都深植原始崇拜、思绪和认知，有待后学破译。

举例而言，先祖感念鸟兽的多产，飞禽的启迪。原来飞鸟传播种子，带来种植与收获。同时又敬畏上天、群山和江河的绝对权威。因此，人类顺理成章地有了自然崇拜、动物崇拜和生殖崇拜。“一日方至，一日方出，皆载于乌。”（《山海经・大荒东经》）“禹葬会稽，鸟为之田。盖以圣德所致，天使鸟兽保佑之也。”（《论衡・书虚篇》）“有鸟来，为之耘，春拔草根，秋啄其秽。”（《水经注》）

以刻符作为族群图腾，良渚时期盛行，最著名者要数神徽，它出现在王侯的墓穴、玉佩、动物头盖骨上。这枚频繁出现的威严标记，可以解读人与神的等级，动物与太阳的统一及其依赖关系。敬畏与崇拜融合的结局是，社会秩序得以维持，酋邦制度开始建立，文明规格据此提升。

重要的是，良渚神徽既是本期文明的魅力象征，也是追踪良渚文化或消失、或北上、或融合的实证密码。《史记》中的防风氏之防风国，很有可能是长江流域最后的良渚王国。日本列岛出土的远古图案遗迹，其特征性的扶桑标识中，依旧投射着日月山川、鸟兽图腾。

较之良渚文明突然消失或东移避难的观点尚属假设，良渚密码再现于千年之后的商周青铜器，则饕餮纹饰与良渚神徽的相似度更具说服力。综合考虑殷商甲骨文的面世与早期刻划技艺，文明衔接更近一脉相承。

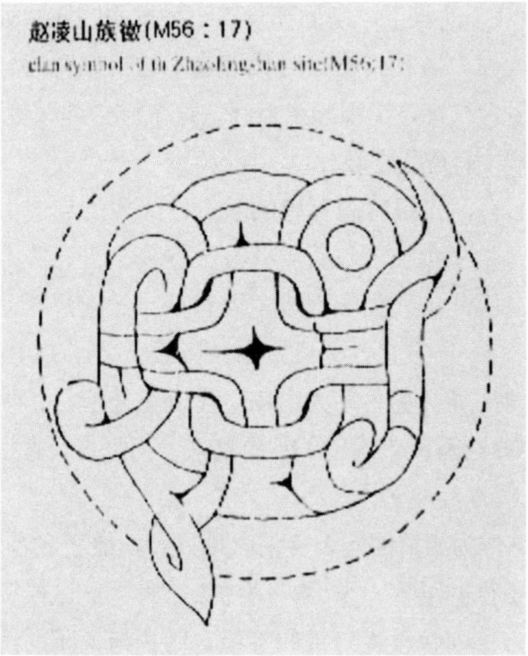

昆山赵凌山出土族徽复制图

从此，复合刻符诠释世事的文化传统，被诸子百家文字记载替代。后世道教符箓，恐怕是硕果仅存的复合画符，记录本土方士的意念感悟。汉字刻划传播所经历的由繁到简，推动了华夏文明的顽强文化延续和抽象辐射进化。

赵陵王侯肉身消亡数千年后，忠贞不渝陪伴东主的刻符内涵，终要归宿吧。晚生迁居西郊起，吾乃良渚后裔人，五千年后比邻处，史前竟是王侯家。赶紧抢认族徽啦！

原载 2016 年 2 月 22 日《文汇报·笔会》

按语

本书致力于阐述华夏历史上，从生活经验，特别是饮食经验积累中，逐步丰富起来的人类保健、伤痛处置技术，主要是胃肠道不适、外伤外治的应对经验，可谓医食同源对医学起源的原始点拨。按照时髦的西方学术分类，可归入医学人类学。

进入汉唐，流传后世的医学典籍，大部分以抽象哲理的阴阳五行学说为理论主导。殊不知，这条看似中医中药的唯一显学路径，恐怕只是秦汉之前曾经出现过的、通向人体自我认识和解决疾患病痛的多项通道之一。或者说，先秦华夏文明中，有关解剖学的认知并不落后！

一失足成千古恨，此话描述华夏医学，实在是恰当不过了。华夏民族在不依靠人体解剖和血液运行理论的前提下，好不容易支撑了民族生存两千年。到了19世纪，西方传教士有计划、成规模地将现代医学植入华夏。到了20世纪初，西医服务、西医教育以及西医公共卫生理念，全面成为应对现代疾病的主要手段。当然，中医、西医的理念与利益冲突，也不可阻挡地摆在了台面上。

从“瑿者·天道”丛书的第二册开始，作者将重点讲述西医东渐的细节，特别是不为学界常谈的现代医学理念，如何在这片古老大地上掀起了社会冲击波。

延伸阅读

与现代医学路径擦肩而过的先秦解剖文明*

黄帝问于伯高曰：余愿闻六府传谷者，肠胃之小大、长短、受谷之多少奈何？伯高曰：请尽言之。谷所从出入、浅深、远近、长短之度：唇至齿长九分，口广二寸半。齿以后至会厌深三寸半，大容五合。舌重十两，长七寸，广二寸半。咽门重十两，广一寸半，至胃长一尺六寸。胃纡曲屈，伸之长二尺六寸，大一尺五寸，径五寸，大容三斗五升。小肠后附脊，左环回周迭积，其注于回肠者，外附于脐上，回运环反十六曲，大二寸半，径八分分之少半，长三丈二尺。回肠当脐，右环回周叶积而下，回运环反十六曲，大四寸，径一寸寸之少半，长二丈一尺。广肠傅脊，以受回肠，左环叶积上下，辟大八寸，径二寸寸之大半，长二尺八寸。肠胃所入至所出，长六丈四寸四分，回

* 摘选自方益昉：《〈点石斋画报〉创刊号上的“乌龙”——晚清人体常识揭示的文化困局》，载《文汇报·文汇学人》2017年8月18日。

曲环反三十二曲也。（《黄帝内经·灵枢》，肠胃第三十一）

照说画报面世之际，西学东渐风气正浓，精英却闹出“点石斋乌龙”，可见社会知识阶层汲取西方文化实效可疑。但就此断言华夏一贯缺失人体常识，却属过度推论，难以成立。两千年前整理《灵枢·肠胃》的先贤，洋洋洒洒描述人体概况，尽管信息细节有出入，但所谓华夏没有解剖知识，尚未积累脏腑器官常识，与史相悖。将此引申为与现代医学失之交臂的原因，不妥。

即便成熟的西方经典解剖学，同样难免疏漏，但据此亦不足以否定现代医学对人体各大系统的合理认知。2017 年，《柳叶刀》（*lancet*）发表爱尔兰林莫瑞克大学（University Hospital Limerick）新说，肠系膜（Mesentery）是人体器官第 79 位新成员。随后加州大学旧金山分校 Looney 团队，通过《自然》（*Nature*）宣布，肺脏也是血小板造血器官。可见，更新人体认知的探索，一直在路上。

重点是，《黄帝内经》整理者主动运用长度、重量和方位等定量概念，描绘腹腔肠胃内景，意识到“他者”验证的重要性，初具朦胧的科学萌芽。他们回避肝、胆、脾等腹腔器官与“肠胃”的关联，应属观点不同，而非观察疏漏。一般而言，观察性知识并非建立在逻辑推理之上，人身大体识别这类博物学范畴的经验积累和知识体系，完全可能早于科学体系，率先展现文明曙光。

值得强调的是，上述短短几百字篇幅的先秦文字，涉及 12 项腹腔脏器，其中 11 项名词被现代医学文献继承，可见学术共

如果结合考古学层面的证据，华夏文明对身体的识别、探索和理解，则更加源远流长。

同体认可其历史贡献。更有意义的是，当下解剖学领域最新发现的肠系膜，其定位就相当接近《灵枢 · 肠胃》“傅脊”者。先秦解剖知识至少应在文化层面予以肯定。

如果结合考古学层面的证据，华夏文明对身体的识别、探索和理解，则更加源远流长。1991 年，江苏昆山赵陵山良渚新石器遗址（约公元前 4000 年），发现一枚圆形陶盖，与以往出土陶器的编织纹装饰，即遵循叠压纠缠、环绕始终、左右环绕的基本脉络不同，另有所创。

历史学者基于生殖崇拜，从中识别出了女阴神秘；自然学者注重天人合一，发现白蛇青龙纠缠外观；解剖学者立足先民生活经验，解读出完整的卵生动物胃肠器官（见周膺、吴晶著《中国 5000 年文明第一证——良渚文化与良渚古国》）。刻画在远古陶器表面的浅淡信息，显然被先民寄托无限循环的意象，表述原始思维。

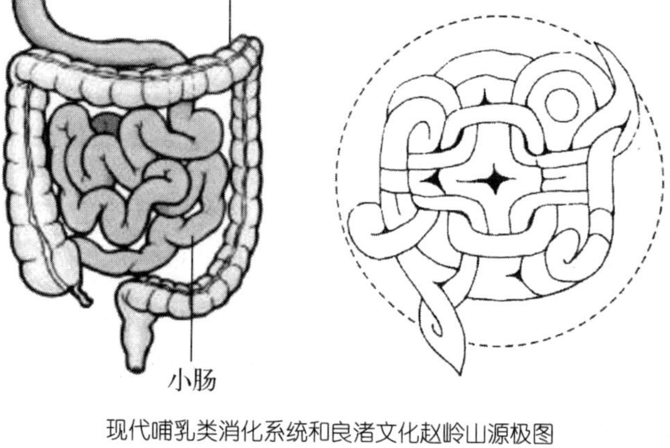

现代哺乳类消化系统和良渚文化赵岭山源极图

约6 000年前，刚刚告别狩猎社会、进入渔猎农耕并存期的先民，为猎物开膛破肚是日常工作。艰辛劳作的他们，自身也经常遇袭，导致破腹流肠。因此，先民们从生活经验中，积累越来越多的解剖知识，掌握成熟的外伤处置技术。原始文明的精湛操作，按现代标准，也叹为观止。

一个证据是，中科院考古所发掘的4 000年前青海民和县阳山墓地，其中编号70的男性墓主头骨后顶部，有一个略呈圆钝三角形的大孔，其最大矢向径和横径约为42毫米 ×33毫米，钻孔创缘钝化，新生许多小尖状骨赘。孔口周围可见约8毫米宽的刮削面，其表面也已钝化，并呈“晕圈”状，向创缘方向逐步变薄，人工介入痕迹明显（陈星灿:《中国社会科学院通讯》，1998年8月）。

考古研究认为，重击酿成的头颅骨折，易导致颅内炎症。时人在伤员头顶实施开颅手术，凿开大孔减压。从创伤孔缘生出骨刺，以及“晕圈”状刮削面表明，病人术后至少存活过一段时间，手术很成功。我国有好几例类似发现（韩康信等《中国远古开颅术》）。可见，无论出于治疗，还是宗教目的，华夏先民在自身器官把握上，与世界接轨①。《新唐书》卷221下记载：大秦有善医能开脑出虫，以愈目眚。《西波克拉底文集》记载：当无其他疾病而双目失明时，则应在

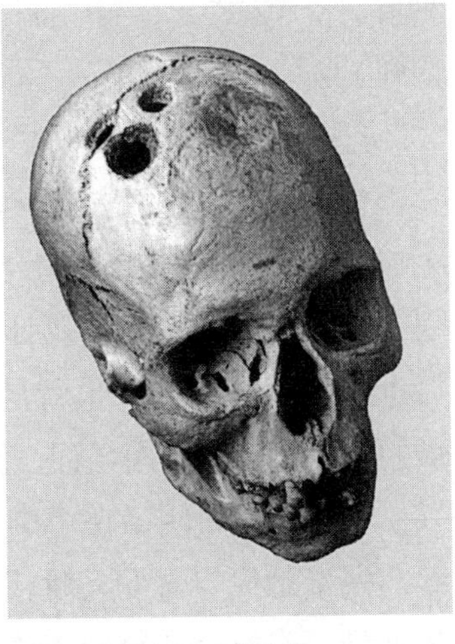

史前成功的颅骨手术孔缘

脑盖骨的两旁施用手术，剖肉、洗骨、清血便愈。当眼睛毫无显著病症并失明时，可以在头顶部切开，把柔软的几部分分开，穿过头骨，使液体全部流出。这是一种疗法，用此法病人便能治愈。

远古识别腹腔脏器的机会，大大超过脑部工作，难度也有所降低。先民在实践中，对腹部脏腑把握更多细节，而且可以比较鱼类等水生动物，猪犬类等哺乳动物器官，再渐进到人体腹腔，触类旁通积累各类器官常识。先秦百家著作在述及农事、食事的文献中，均有大量相关记载。

其中，庖厨职称食医，掌握腑脏知识最丰富。据《周礼·天官冢宰》载："食医，掌和王之六食、六饮、六膳、百馐、百酱、八珍之齐。"华夏首份食谱记载的八珍（林乃燊《中华文化通志》），集炮豚和肝膋等八种烹饪技法，与脏腑密切相关。炮豚"取豚若将，刲之刳之，实枣于其腹中"；肝膋"取狗肝一，幪之以其膋，濡炙之，举燋其膋，不蓼"（《礼记·内则》）。

孔圣人拘泥于食物禁忌，"不食雏鳖，狼去肠，狗去肾，狸去正脊，兔去尻，狐去首，豚去脑，鱼去乙，鳖去丑……雏尾不盈握弗食。舒雁翠，鹄鸮胖，舒凫翠，鸡肝，雁肾，鸨奥，鹿胃"（《礼记·内则》）。总计69个字符涉及7项器官名词，均被后世医书直接引用。也就是说，最迟至公元前500年，黄河流域的器官知识和专用名词，已经成型。

足够证据表明，在中国思想界开放、活跃的公元前几个世纪，先秦时代与古罗马时代对人体解剖的认识是接近的。实物依据是，秦始皇陵墓出土的大力士雕塑，时任工匠对肌肉的逼

是时，华夏生理解剖知识接轨世界，华夏医学萌芽不该只有阴阳五行经络学说一家独大。

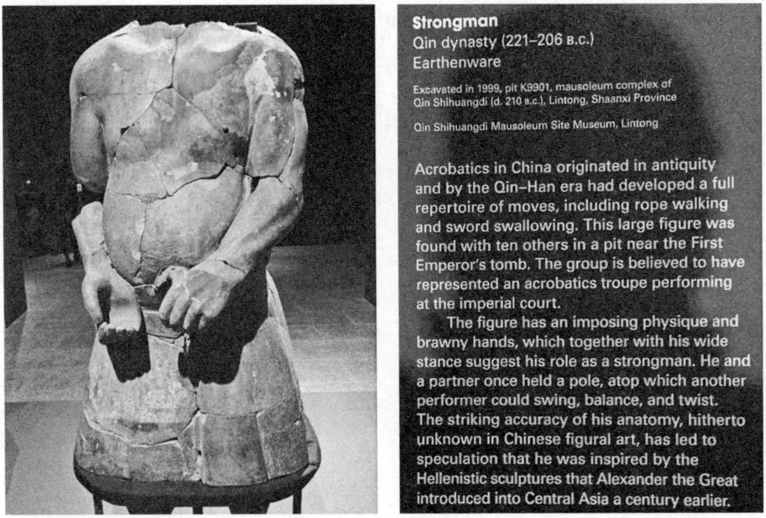
Strongman
Qin dynasty (221–206 B.C.)
Earthenware
Excavated in 1999, pit K9901, mausoleum complex of Qin Shihuangdi (d. 210 B.C.), Lintong, Shaanxi Province
Qin Shihuangdi Mausoleum Site Museum, Lintong
Acrobatics in China originated in antiquity and by the Qin–Han era had developed a full repertoire of moves, including rope walking and sword swallowing. This large figure was found with ten others in a pit near the First Emperor's tomb. The group is believed to have represented an acrobatics troupe performing at the imperial court.
The figure has an imposing physique and brawny hands, which together with his wide stance suggest his role as a strongman. He and a partner once held a pole, atop which another performer could swing, balance, and twist. The striking accuracy of his anatomy, hitherto unknown in Chinese figural art, has led to speculation that he was inspired by the Hellenistic sculptures that Alexander the Great introduced into Central Asia a century earlier.

纽约大都会博物馆秦汉特展与解剖注解（2017）

真把握和重塑，堪比西方解剖学发源地的水准。考古学家相信，东西方文明两千年前已有交流，是时，华夏生理解剖知识接轨世界，华夏医学萌芽不该只有阴阳五行经络学说一家独大。

那么，为何两千年后的文化精英，有关肝脏的基本认识，反而大大倒退了？换一种问法，华夏医学认知，到底与客观世界和西方医学，差距多远？“割肝疗父”的纠结焦点恰好触破这个困局。在电灯、电话、电报、煤气、自来水、火车等代表性现代化设施已经落户上海之时，传播西学信息、技术和思想的传统文人，一方面靠新闻纸依样画瓢，另一方面却照样生活在旧世界。

点石斋抱守“肝生于左，肺藏于右”的阴阳五行所造乌龙，思维模式与两千年儒家学说垄断相关，即大一统思维方式由皇权设计，顶层独尊一种理论、一套教化。一定程度上，帝王的政治需要抑制了华夏医学的多元发展。治病救人的基本手段，仅局限在阴阳五行经络体系中。尽管该系统在生活水平简朴、平均人寿低下、疾病谱系单调的社会中，也起了维持健康的积极作用。

后记

书稿临近付梓的时候，刚从国外学术访问归来的郎景和院士，不顾旅途疲劳，特意为本书撰写了序言。字里行间，透露着对后学的关爱与鼓励。

将学术思维和文字写作有机统一起来，并贯穿人生，是一种特质，有助于将介于科学与艺术之间的医学研究，推向新的学术境界。在此方面，北京协和医院的郎教授，几十年如一日，致力于将医学思维和哲学思考，有机统一在优美的文字表达上，成为我的学术楷模。

与此同时，邓伟志教授、江晓原教授和周毅主编对本书的评语，也被印在了书的封底，正所谓点睛之笔也。笔者受之若宠，却暗自欢喜。原来我写作至今，还是保留了一点小兴奋的，但愿纯情如初。

作为笔者医学三部曲的开门篇章，本书刚刚登场，立即获得大学问家们的鼓励，对我，无疑是意外的掌声。在此唯有叩头致谢，并努力把握后续工作，以此作为对所有关心、爱护我的前辈、同仁与读者的敬意。

方益昉

2018 年 4 月